Complications in Arthroscopic Shoulder Surgery

肩关节镜手术并发症

原著　[法] Laurent Lafosse

　　　[德] Jens Agneskirchner

　　　[法] Thibault Lafosse

主审　雷光华

主译　肖文峰　李宇晟　朱威宏

中国科学技术出版社

·北 京·

译者前言

近年来，肩关节镜技术应用越来越广泛，已成为治疗肩关节周围疾病成熟可靠的技术手段。这一技术从起初单纯的肩关节镜检，逐步应用于肩袖损伤、肩关节脱位、肩周炎、肩关节周围骨折、肩峰下撞击、肱二头肌长头肌腱病及肩锁关节疾病的治疗。随着关节镜设备与内固定材料的不断进步，肩关节镜手术也由常规的肩袖缝合、肩峰成形，发展为全镜下 Latarjet 手术、复杂的上关节囊重建术、全镜下背阔肌肌腱转位修复巨大肩袖撕裂及肩关节周围神经松解手术等。手术适应证范围不断扩大，手术难度不断攀升，手术质量也日臻完善。数字技术和人工智能时代的到来，给肩关节镜技术带来了更多的机遇和挑战。目前，已有肩关节外科医生开始尝试在全关节镜下进行肩关节置换手术。

由于手术数量的激增和手术难度的提高，越来越多的骨科医生、运动医学专业医生及患者开始关注和反思肩关节技术带来的相应并发症。本书正是基于循证医学理念，由世界肩关节镜技术应用的开拓者之一、法国知名肩关节外科医生 Laurent Lafosse 领衔编写。全关节镜下 Latarjet 手术由他首次完成，同时这一事件也标志着肩关节镜技术由发展转为成熟并被推向顶峰。Laurent Lafosse 与德国知名肩关节外科医生 Jens Agneskirchner、法国医生 Thibault Lafosse 一起，组织欧洲数十位临床经验丰富、学术功底扎实的骨科医生和运动医学专业医生，结合他们数十年来在肩关节镜技术实践中的经验，共同编写了这部专门讲解、讨论肩关节镜手术相关并发症的著作。本书共 14 章，涵盖了肩袖损伤、肩关节不稳、肩关节僵硬、肩锁关节脱位及神经血管损伤等各种常见疾病。全书结构完善缜密，内容详细丰富，分析透彻独到，重点突出，病例典型，图片清晰，文笔流畅，是一部高质量、高水准的经典著作。本书对有志于从事骨科及运动医学，尤其是肩关节镜外科或肩关节技术应用的临床医生必定大有裨益，有助于他们早期识别相关并发症或患者特异性、疾病特异性的危险因素，从而妥善处理各种术前、术中或术后出现的低危或高危并发症，为患者提供更加安全、高质的医疗服务。《孙子兵法》有云：知己知彼，百战不殆。精读此书，诚斯言也。

由于中外术语规范及语言表述习惯有所不同，中文翻译版可能遗有疏漏之处，还请国内各位同道不吝指正赐教，我们必将虚心学习。治学之道，如琢如磨；永无止境，精益求精。

在本书付梓之时，我们衷心感谢同事、同道、朋友、家人，以及社会各界关心骨科和运动医学发展的人士。正是因为有了你们的支持，我们才能更有勇气为我国肩关节镜事业的发展与壮大倾注更多的心血和贡献更多的智慧。

肖文峰　李宇晟　朱威宏

目　录

第1章 肩关节镜手术常见并发症概论
General Problems and Complications

Malte Holschen　Jens Agneskirchner　著

一、术前评估（手术指征）

选择合适患者及准确评估潜在的问题和并发症是肩关节镜手术成功的重要因素。除正确把握手术指征之外，还需要考虑患者的一般情况和合并症，以避免术后并发症。合并症会影响术后总体并发症和感染[2]的发生率[1]。肩关节镜手术并发症的相关危险因素总结在表 1-1 中。

表 1-1　肩关节镜术后并发症和感染的危险因素[1, 2]

术后并发症的危险因素	术后感染的危险因素
• 年龄 30—60 岁	• 翻修手术
• 糖尿病	• 男性
• 慢性阻塞性肺疾病	• 年龄＜65 岁
• 冠心病	• 肥胖
• 动脉性高血压	• 饮酒
• 脑血管意外病史	• 慢性贫血
• 癌症	• 炎症性关节炎
• ASA Ⅲ级及以上	• 营养不良
• 住院行肩关节镜手术患者	• 感染
• 手术时间＞90min	• 肝病
• 除肩关节镜手术外，还需进一步手术	• 慢性肾病
	• 术中注射类固醇药物

患者病史有助于确定常见问题和并发症的危险因素。手术并发症最相关的危险因素是心血管疾病，如高血压和冠心病、出血性疾病和脑灌注不足，以及阻塞性肺疾病。这些危险因素需要麻醉医生和肩关节外科医生在手术前评估。因为大多数情况下肩关节镜是择期手术，所以有上述一种或多种主要危险因素的患者需要由特定的亚专科医生（如心内科医生、神经内科医生等）进行详细的检查和治疗。如果麻醉和手术的风险达到不可接受的程度，则不应进行肩关节镜手术。

术前存在的危险因素可能影响患者体位、围术期用药及麻醉方式的选择。采用沙滩椅位存在脑氧饱和度降低的风险[3]。因此，采用这种体位进行肩关节镜手术，对罹患心血管疾病和既往脑灌注不足的患者来说具有较高风险。全身麻醉时，患者血压降低，血管扩张。外周血管扩张导致了血容量分布的改变和心脏前后负荷的连续减少。这些变化可能会导致沙滩椅位时平均动脉血压降低，从而潜在地导致脑或心脏灌注不足。一般而言，对于年轻和健康的患者，一定程度的低灌注尚可忍受；但是，对于老年心血管疾病患者，此时有出现脑卒中或急性冠状动脉综合征的风险。

对于脑灌注不足或脑卒中风险高的患者，外科医生应考虑采用侧卧位（而不是沙滩椅位）

施行肩关节镜手术。在这些病例中，上半身抬高 30° 的改良沙滩椅位是另一种可选择的患者体位。患有心血管疾病、阻塞性肺疾病的患者也可采用此体位。

在肩关节镜手术中，脑灌注不足事件时有发生（40%）[4]。建议术中进行脑氧饱和度无创监测，以避免脑灌注不足，可采用近红外光谱法，通过前额电极连续监测皮肤氧浓度来估计大脑的氧饱和度。对于脑卒中风险高的患者，应该在全身麻醉时使用这种监测系统（如 Medtronic 的 INVOS、Casmed 的 FORE-SIGHT）。

如果全身麻醉有较高的术中并发症（如脑卒中或心力衰竭）风险，则应考虑区域神经阻滞麻醉。这需要有经验的麻醉医生对锁骨上臂丛进行合适的局部麻醉，并对患者进行轻度镇静。

血友病或血小板功能障碍等出血性疾病患者通常需要在手术前开始特定的出血预防措施。对于这些患者，内科医生应提供替代方案。在肩关节镜手术中应使用射频设备（如 Depuy 的 VAPR）以达到凝固任何出血血管的最佳效果，避免术中和术后并发症。

二、术中并发症

麻醉、患者体位摆放和手术过程本身的问题都可能导致术中并发症（表 1-2）。

（一）麻醉相关并发症

手术并发症可能早于外科医生进行手术之前出现。本章不涉及全身麻醉的风险，而是讨论附加的麻醉方式（即神经阻滞）及术中低血压的风险。

神经阻滞通常是在肌间沟进行臂丛阻滞。如果术前计划进行更复杂的关节镜手术，如修复巨大肩袖撕裂、喙突转位或肩胛上神经松解，则必须采用肌间沟神经阻滞，以避免因疼痛加剧而导致血压失控、升高。正确的体位有一些好处，包括改善手术过程和优化术后疼痛管理。然而，肩关节镜手术是一个有风险的手术，因为其存在潜在的神经损伤、血肿、气胸或感染风险[5,6]。

应采用超声引导进行神经阻滞，以避免神经阻滞位置不正确或引起结构损伤[7]。如果仅通过电刺激监测进行神经阻滞，出现阻滞位置错误或周围解剖结构损伤的风险更高[8]。

如果神经阻滞的位置正确，它有助于避免血压升高和持续出血，同时减少对麻醉药的需求。

血压一直是备受肩关节外科医生和麻醉医生讨论的焦点。肩关节外科医生希望尽量降低血压以避免出血和使用高关节腔灌注压，但不能低于一定水平（平均动脉压高于 60～65mmHg），

表 1-2 肩关节镜术中常见问题和并发症

麻醉相关	视野相关	体位相关
• 神经阻滞并发症（气胸、神经病变） • 高血压（出血） • 低血压（大脑低灌注）	• 血管损伤 • 关节镜灌注液体不足（出血） • 低灌注压（出血）	• 神经牵引损伤 • 压力性皮肤损伤 • 大脑低灌注（沙滩椅位） • 头部和颈部偏高

以避免器官灌注不足。然而，临界血压因患者而异。年轻、健康的人可以忍受平均动脉血压低于 60mmHg，而部分老年患者甚至不能忍受短期平均动脉血压低于 70mmHg。

严重的低血压可能导致脑卒中甚至死亡。因此，术中通常采用无创设备进行脑氧饱和度监测。危及生命的血压下降也可以通过使用在桡动脉置入相关测量系统进行有创血压监测。手术前需要与麻醉医生充分讨论进行有创监测的必要性。

（二）体位相关并发症

手术体位由有经验的肩关节外科手术医生来摆放体位或在其监督下进行。在大多数病例中，不正确的患者体位会增加手术操作难度，影响术中视野，甚至可能导致臂丛牵拉产生不可逆的损伤。足跟或肘部等骨性突起部位的保护不足可能会引起压力性皮肤损伤。手术时间越长，这些损伤的风险越高。

沙滩椅位会导致动脉血压明显下降，因此需要在麻醉医生的监督下逐渐调整体位。危重患者在调整体位的过程中需监测血压。若血压明显下降，应将坐位改为仰卧位，而麻醉医生也应调整麻醉药及拟交感神经药的使用。最终沙滩椅位患者上半身的角度与手术床水平面形成的角度应尽可能小，因为该角度越大，脑血氧饱和度越低[9]。

当患者的躯干处于直立状态时，需要用约束带或支撑支架将其固定，以防止患者术中移动甚至跌倒（图 1-1）。头部和颈部需要特别注意。在气管导管安全放置的情况下，固定头部并使其处于中立位，无侧方偏移或倾斜，以避免臂丛牵拉损伤及颈动脉或椎动脉血流减少。

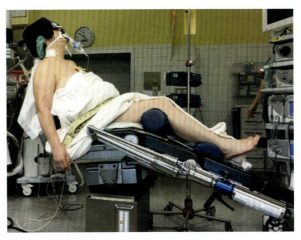

▲ 图 1-1　在沙滩椅位实施肩关节镜手术可升高一些并发症的风险，包括因低血压引起的大脑低血氧饱和度、臂丛牵拉损伤和患者术中移动

使用约束带固定患者臀部，避免其向前移动。膝关节和足跟处使用衬垫进行保护。患者头部摆放于无颈部张力位，即矢状位或冠状位，头部均无任何偏移

此外，还需要保护眼睛和耳朵。

特别是对于需要建立内侧入路的手术（如肩胛上神经松解或肩锁关节稳定术），有时必须使头部向对侧轻微偏斜，以确保手术操作顺利进行。此时应注意这种偏斜不能造成臂丛的张力增加，同时要方便手术操作。对于身材矮小的患者，尽量在短时间内使患者头部向对侧偏斜，因为对他们而言，臂丛牵拉损伤的风险较高。

需要注意，如果患者的髋关节转向对侧，也会导致颈部或手臂的张力升高，升高神经血管结构牵拉损伤的风险。如果使用手臂固定器，必须小心避免过度拉伸手臂。术中应经常注意头部位置是否正确，防止牵拉损伤。

虽然侧卧位导致低血压、牵拉损伤或压迫损伤的风险较低[10]，但是术中需要使用真空床垫或支撑支架来保护患者身体以避免移位。对侧手臂需向前牵拉，防止压迫腋窝神经血管结构。腿、膝部和足部需要仔细安放缓冲垫以避

免压力性损伤。

肩部悬吊系统可以提供连续的轴向拉力（图1-2）。手术过程中要注意牵引力量，张力尽可能低，时间尽可能短，否则臂丛牵拉的风险将升高，特别是当头部不是处于中立位，而是向对侧偏斜时。

铺单之前，麻醉医生需要确保头部和气管插管的正确位置。因为术中再接触头部会升高手术区域污染的风险。对侧的面颊需要缓冲保护以避免耳的压力性损伤。

（三）手术过程相关并发症

对于上盂唇自前到后（superior labral anterior posterior，SLAP）修复或Bankart修复等关节内手术，较高的血压对手术视野影响不大，因为关节镜灌注液不会从完整的关节囊中溢出到周围组织中，不会造成组织肿胀。然而，对于肩袖修补关节外手术，高血压可能会导致手术

无法顺利进行，一是血压高导致出血影响视野，二是血压高使得灌注压增高，引起组织肿胀。

为了将血压控制在理想的范围内，外科医生和麻醉医生之间必须保持有效沟通。当肩关节出血变得明显时，外科医生应当比麻醉医生更先意识到是否是血压控制不良。此时，麻醉医生应该重新评估血压并调整麻醉用药。如果血压并未波动而出血增加，则外科医生需要检查自己的手术操作。

出血增多常见于血管损伤和关节镜灌注液流失。第一种情况可以通过简单的止血操作来解决。第二种情况可以通过使用套管、机械闭合（手指辅助或缝合皮肤）或优化关节镜灌注液体的入量来解决。

当然，止血并不总是"简单"的。如果发现了出血的位置，止血很简单。通常出血发生在肩峰下前方的喙肩韧带周围（图1-3），因为有发自胸肩峰动脉的血管位于喙肩韧带的前部。胸肩峰动脉的另一些分支走行于肩峰外侧缘，其在肩峰成形术中存在损伤风险。如果在肩锁

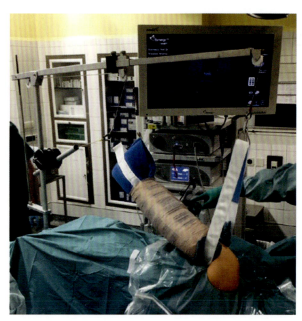

▲ 图 1-2　侧卧位实施肩关节镜手术使用悬吊系统时，会因为轴向和侧卧位的牵引而带来臂丛牵拉损伤的风险

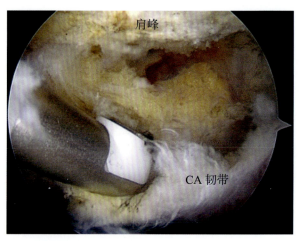

▲ 图 1-3　喙肩韧带内的胸肩峰动脉出血支
当前肩峰成形术分离喙肩（CA）韧带时，此区域常发生出血的问题

关节切除过程中发生出血，可能是肩胛上动脉的分支受累。止血最重要的策略是记住出血的解剖区域，关节镜尽可能靠近该区域，同时增加灌注压，助手用手指堵住其他入路。这样操作后，通常可以使用射频设备成功止血。如果外科医生无法定位出血部位，可以采用下面的标准化流程来寻找出血点。从后侧入路置入关节镜，检查肩峰前下部和外侧区域。如果该区域没有发现出血点，将关节镜从外侧入路置入，检查肩峰内侧和后部区域。有少量旋肱前动脉、旋肱后动脉或腋动脉严重出血的病例，要中转为开放手术。

关节腔灌注不足也可能影响术中视野。在较低血压和无明显出血的情况下，若灌注不足，也会出现肩峰下滑囊或肩关节内弥漫性出血。移除关节镜，查看鞘管的出水量就可以很容易地测试灌注系统的功能。如果灌注不足，必须检查灌注液袋与泵之间及泵与套管之间的所有管道，以排除是否有阻塞。如果无法恢复灌注液的流动，则需要通过制造商的技术支持对泵本身进行检查。在这些情况下，外科医生可以将液体袋悬挂在肩关节水平以上，通过重力来实现关节腔灌注。

如果没有血压、灌注压或出血的问题，外科医生则须考虑是否由以下问题导致关节镜下视野不佳，即入路不正确、关节镜位置不佳、手臂摆放位置不恰当，以及滑囊或滑膜组织去除不够以致无法显露肩峰下或关节内间隙。

三、术后近期并发症

肩关节镜术后近期并发症发生于术后 24h 之内，通常是由手术操作或麻醉引起的。

术后近期最主要的并发症是疼痛。肩关节镜手术的术后疼痛一般比较明显，尤其是肩袖修补手术。因此，对于计划接受肩袖修补术的患者，术前教育需告知术后可能出现较剧烈的疼痛。必要时会使用强效阿片类镇痛药物甚至进行神经阻滞来缓解疼痛。

在使用强效镇痛药物或采取神经阻滞之前，应尝试以下方法缓解疼痛。例如，可以使患者坐起以放松肩关节，或将术侧手臂向前移动来降低关节张力。术后急性疼痛时，冰敷是一种简单且有效的办法。因此，我们推荐肩关节镜手术后常规使用冰敷。

如果阿片类药物或者镇痛泵（patient controlled analgesia，PCA）都不能有效控制疼痛，神经阻滞是备选方法。肌间沟神经阻滞通常需要由麻醉医生来操作，但在急性疼痛的情况下，麻醉医生不一定能及时赶到。此时，外科医生或助手可以采取肩胛上神经阻滞麻醉，将 0.5% 布比卡因 3～8ml 注射到肩胛上切迹区域。针头从肩峰内侧缘向内 3～4cm 处垂直刺入（图 1-4），感觉抵到肩胛骨后，回退几毫米进行局部浸润。

术后早期并发症通常由肌间沟神经阻滞引起，包括声音嘶哑，星状神经节损伤引起的 Horner 综合征，以及伴有连续性膈肌抬高和呼吸困难的一过性膈神经麻痹。膈神经麻痹引起呼吸困难的发生率约达 30%[8]。这些问题通常会随着局部麻醉药被代谢而自行好转，但仍让患者感觉不适。因此，可以给此类患者进行吸氧和轻度镇静治疗。如果膈肌抬高导致严重的呼吸困难、外周血氧饱和度降低，需要与麻醉医生讨论是否使用面罩给氧，甚至进行气管插管。患者术后出现呼吸困难时，应该进行标准的胸部正位 X 线检查，以确定是否存在膈肌抬

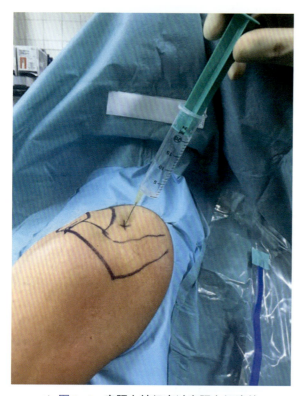

▲ 图 1-4　肩胛上神经穿过肩胛上切迹处

针头刺入皮肤处位于肩峰内侧缘内侧 3～4cm，肩胛骨与锁骨之间，并垂直于上半身的轴线。继续穿刺至抵肩胛骨。然后退出几毫米，并进行局部麻醉

高或气胸。气胸是直接危及生命的严重并发症，偶见于神经阻滞或关节镜下肩锁关节稳定术后，需要胸腔置管治疗。

四、术后中期并发症

术后中期并发症一般发生于术后 12 周之内。疼痛仍然是最常见的。由于根据国家特定法规，门诊通常无法提供强效阿片类镇痛药，这一点变得更加明显。此时，可以适当使用非甾体抗炎药或理疗来控制关节囊炎症或肩袖紧张。然而，如果患者出现难以忍受的疼痛，则需要进一步考虑 2 型慢性局部疼痛综合征或感染。因为篇幅问题，本章不会对慢性局部疼痛综合征的诊断和治疗进行详细的讨论。不过，

对患者进行物理和药物治疗之前，应特别注意避免漏诊此并发症。

术后感染是一种极为少见但是非常严重的并发症。Cancienne 等最近研究发现，肩关节镜手术后感染的发生率为 0.26%。翻修手术、肥胖、男性、抑郁和术中注射类固醇药物都是感染的重要危险因素[2]。

疼痛通常是感染最先出现的症状。虽然此时肩关节的伤口和皮肤看似正常，但是剧烈的疼痛和逐渐出现的关节僵硬往往提示感染可能。

超声检查有助于评估关节内积液、皮下组织脓肿和滑囊炎。如果怀疑腋窝、胸大肌或背阔肌深部脓肿，应进行磁共振或 CT 检查。

肩关节镜术后感染会有 C 反应蛋白和降钙素原等指标升高，但是发热、寒战或虚脱等脓毒症症状比较少见。

一旦高度怀疑感染，必须立即进行关节镜下清创或冲洗治疗（图 1-5），并全身使用抗生素。单次关节镜翻修手术能有效去除感染灶[11]，但是通常还需要再次进行关节镜下清理手术来减少细菌数量，保护关节软骨免受进一步感染的损害。关节外间隙也需要仔细清创以免形成持续感染。同时还需对肱二头肌腱鞘进行彻底清理，因为此处可能会藏匿细菌。

像痤疮丙酸杆菌这样毒力较弱的细菌感染，其临床表现不严重但迁延难愈[12]。由于关节腔穿刺抽液检查并不能确保得到阳性结果，在可疑感染的情况下应进行关节镜检查，术中夹取组织样本送检，并对患者进行局部清创和冲洗。关节镜手术处理的范围包括整个盂肱关节和肩峰下间隙，以尽可能地减少细菌负荷。对于肩关节早期感染，并不推荐局部应用抗生素进行治疗，而是必须使用全身性抗生素。药敏试验

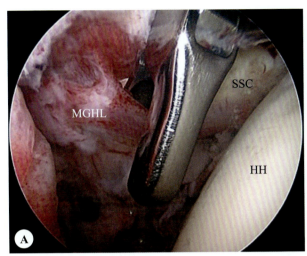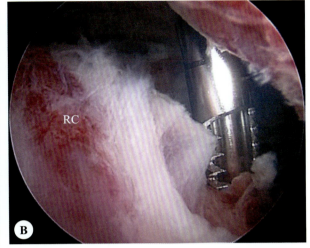

▲ 图 1-5　双排肩袖修复术后，关节镜下可见关节内、外的感染。所示图片显示了明显的滑膜炎（A）和滑囊炎（B）。由于这可能是非特异性炎症，需要分别从关节腔内外取组织样本送检
A. 从前方入路进入的咬钳，可以从中盂肱韧带［MGHL，位于肩胛下肌肌腱（SSC）和肱骨头（HH）止点的内侧］周围的滑膜中取组织样本；B. 通过前外侧入路进入的刨削刀，用于清理肩峰下间隙的化脓性病灶和肩袖（RC）上的化脓性粘连物

后应更换相应的敏感药物。一旦实验室检查证实感染治疗效果巩固，则可在最后一次翻修手术后将全身静脉使用抗生素更换为口服用药并至少持续 4 周。具体用药时间可以与医院感染专家进行讨论。

　　术后中期还可能出现手术入路伤口愈合的问题。有时这些情况很难与深部感染区分开来，所以当伤口出现持续性发红和分泌物时，不应该简单认为只是伤口表面愈合的问题，而是需要考虑深部感染的可能。局部的感染和脓肿既可以应用全身性抗生素进行治疗，也可以关节切开引流，间断生理盐水冲洗，让伤口二期愈合。

　　关节僵硬并不是真正的术后中期并发症，而是肩关节重建手术（如肩关节稳定术或肩袖修补术）后一个不可避免的过程。该类手术术后通常要求患者用吊带悬吊固定术侧 6 周。术后无菌性炎症和关节固定都可能引起肩关节僵硬。由于肩关节僵硬可能会导致难以忍受的痛

苦，外科医生应在术前就告知患者术后肩关节僵硬的自然过程。关节僵硬可以被认为是一种"内支撑"，而不是真正的并发症。当然，对于伴随的疼痛，应进行有效的药物治疗，以确保康复计划的顺利进行，因为疼痛的增加也可能导致僵硬加剧，从而形成恶性循环。术后早期使用糖皮质激素需慎重，因其可能造成肩袖等解剖结构愈合受损。如果考虑是感染导致的疼痛和僵硬加剧，则使用激素是禁忌证。如果疼痛和僵硬加剧的确切原因不清楚，则应排除是否存在感染，甚至考虑关节镜翻修以收集组织样本确诊。

　　深静脉血栓是肩关节镜手术后极为罕见的中期并发症[13]，其诱因可能是术后患肢的固定，特别是当患者本身就患有血栓性疾病时。血栓形成会导致受累肢体肿胀和疼痛，其可以通过多普勒超声进行诊断。在肥胖患者中，可进行静脉血管造影来显示血栓形成的位置及程度。治疗上肢深静脉血栓的方法包括使用低分

子肝素、局部使用弹性绷带和淋巴引流。因此，术后应尽量缩短患肢固定的时间。

术后患侧肩关节和手臂若出现持续的疼痛、感觉异常、无力和麻木，常与肌间沟神经阻滞相关[8]。上述临床表现通常会在术后6周内消失。若这些问题持续时间长，甚至不可逆，则应该由麻醉医生和神经内科医生来治疗。只有血肿或脓肿压迫引起的类似表现才需要进行手术治疗。

五、术后远期并发症

相比于肩峰下减压或肩锁关节切除等创伤小的手术，重建手术往往更容易发生远期并发症。一般创伤较小的手术后，患者通常能够在1～3个月甚至更早的时间内恢复工作和运动。

对于肩袖修补等重建手术，术后康复过程可能会持续12个月甚至更长的时间。因此，疼痛、无力和关节僵硬等主要的术后远期并发症可能是康复自然发展进程中的表现。这些问题可以通过物理治疗和镇痛治疗来处理。此时，不要轻易进行翻修手术，因为肩关节功能在术后1年甚至以后会逐渐改善。前文已经提到，除非是高度怀疑感染，我们才会进行翻修手术。

术后关节僵硬是重建手术后的主要问题。患者应被告知术后僵硬的自然进程及具体的治疗方式。需要根据肩关节僵硬的具体情况及时调整康复方案，以避免疼痛和僵硬加重。在严重的术后滑囊炎的病例中，除镇痛和全身使用糖皮质激素外，还可以考虑肩峰下注射糖皮质激素来防治瘢痕粘连和疼痛。关节腔注射激素也可治疗关节滑膜炎症，但其是有创性操作，可能会导致其他并发症，如深部感染或重建组织愈合不良。

如果术后疼痛和关节僵硬的时间超过12个月，建议进行关节镜翻修手术来松解关节内外的瘢痕组织和关节囊粘连。翻修手术通常需要包括关节外的滑囊结构，因为该区域的瘢痕组织可能导致肩周炎，从而导致主动活动和被动活动的范围缩小。

真正的远期后遗症包括肩袖功能不全和肩关节骨关节炎，但无法确定这些疾病真的是肩关节镜手术并发症还是初始疾病的自然转归。例如，超过10%的患者即使进行了肩关节镜下Bankart修复术，仍会发生关节病[14]。这种情况到底是由复发性肩关节脱位所致，还是由肩关节镜手术引起的，至今仍不清楚。同样，关节镜手术修补后的肩袖可能会在长期随访过程中再次撕裂[15]。这可能本身就是一个自然过程，而并不是远期的并发症。

当然，不正确的手术操作导致的软骨病变，或刨削刀使用不当损伤肩袖组织，则会出现严重的远期并发症。

软骨病变和骨关节炎可以通过部分或全肩关节置换术来治疗。如果肩袖缺损的位置不是肌性－腱性连接处且组织质量足够，那么医源性的肩袖损伤可以采用肩袖修补。若是巨大肩袖撕裂伴患肢假性瘫痪，则只能采用反式肩关节置换术来治疗。

参考文献

[1] Shields E, Thirukumaran C, Thorsness R, Noyes K, Voloshin I. An analysis of adult patient risk factors and complications within 30 days after arthroscopic shoulder surgery. Arthroscopy. 2015;31(5):807–15.

[2] Cancienne JM, Brockmeier SF, Carson EW, Werner BC. Risk factors for infection after shoulder arthroscopy in a large medicare population. Am J Sports Med. 2018;46(4):809–14.

[3] Higgins JD, Frank RM, Hamamoto JT, Provencher MT, Romeo AA, Verma NN. Shoulder arthroscopy in the beach chair position. Arthrosc Tech. 2017;6(4):e1153–e8.

[4] Salazar D, Hazel A, Tauchen AJ, Sears BW, Marra G. Neurocognitive deficits and cerebral desaturation during shoulder arthroscopy with patient in beach-chair position: a review of the current literature. Am J Orthop (Belle Mead NJ). 2016;45(3):E63–8.

[5] Li R, Lall A, Lai E, Gruson KI. Tension pneumothorax after ultrasound-guided interscalene block and shoulder arthroscopy. Am J Orthop (Belle Mead NJ). 2015;44(10):E407–10.

[6] Hussain N, Goldar G, Ragina N, Banfield L, Laffey JG, Abdallah FW. Suprascapular and interscalene nerve block for shoulder surgery: a systematic review and meta-analysis. Anesthesiology. 2017;127(6):998–1013.

[7] Fielmuth S, Szalata M, Sievert H, Beier D, Rehberg S, Hahnenkamp K, Mauermann K, Meissner K. Electric nerve stimulation does not correctly predict needle-nerve distance and potential local anesthetic spread for interscalene brachial plexus blockade. Anesth Analg. 2017;125(2):632–4.

[8] Fredrickson MJ, Leightley P, Wong A, Chaddock M, Abeysekera A, Frampton C. An analysis of 1505 consecutive patients receiving continuous interscalene analgesia at home: a multicentre prospective safety study. Anaesthesia. 2016;71(4):373–9.

[9] Songy CE, Siegel ER, Stevens M, Wilkinson JT, Ahmadi S. The effect of the beach-chair position angle on cerebral oxygenation during shoulder surgery. J Shoulder Elbow Surg. 2017;26(9):1670–5.

[10] Hamamoto JT, Frank RM, Higgins JD, Provencher MT, Romeo AA, Verma NN. Shoulder arthroscopy in the lateral decubitus position. Arthrosc Tech. 2017;6(4):e1169–e75.

[11] Bauer T, Boisrenoult P, Jenny JY. Post-arthroscopy septic arthritis: current data and practical recommendations. Orthop Traumatol Surg Res. 2015;101(8 Suppl):S347–50.

[12] Horneff JG 3rd, Hsu JE, Voleti PB, O'Donnell J, Huffman GR. Propionibacterium acnes infection in shoulder arthroscopy patients with postoperative pain. J Shoulder Elbow Surg. 2015;24(6):838–43.

[13] Moen TC, Rudolph GH, Caswell K, Espinoza C, Burkhead WZ Jr, Krishnan SG. Complications of shoulder arthroscopy. J Am Acad Orthop Surg. 2014;22(7):410–9.

[14] Aboalata M, Plath JE, Seppel G, Juretzko J, Vogt S, Imhoff AB. Results of arthroscopic bankart repair for anterior-inferior shoulder instability at 13-year follow-up. Am J Sports Med. 2017;45(4):782–7.

[15] Agout C, Berhouet J, Bouju Y, Godeneche A, Collin P, Kempf JF, Favard L. Clinical and anatomic results of rotator cuff repair at 10 years depend on tear type. Knee Surg Sports Traumatol Arthrosc. 2018;26:2490–7.

Mathias Wellmann 著

一、肩峰成形术

开放式肩峰成形术由 Neer 早在 1972 年率先提出，用于治疗慢性撞击综合征，Ellman 在 1987 年首次将关节镜技术应用于肩峰成形术。然而，肩峰成形术的作用至今存在争议，近期开展的相关随机对照试验也不断减少。此外，最初的肩袖与肩峰下表面机械摩擦所致的"出口撞击"理论逐渐也被基于肩峰覆盖的"临界肩关节角"理论所取代[1, 2]。肩峰成形通常作为肩峰下减压术的一部分，在滑囊切除和喙肩韧带部分松解后进行。在肩袖撕裂修补、肩袖部分修补或不可修补巨大肩袖撕裂清创等手术中，肩峰成形也是常用的操作步骤。不过，在

肩袖修补手术中进行肩峰成形是否受益近年来存在争议[3-6]。与之相反，长期随访的循证医学证据支持肩峰下减压治疗肩峰下撞击综合征[7]。因此，肩峰成形术仍然适用于有明显肩峰下骨刺形成（图 2-1）且具有持续临床症状的患者。

（一）术前评估（手术指征）

毋庸置疑，肩峰成形术的第一个适应证是有明确临床症状的肩峰下撞击综合征。具有类似症状疾病的鉴别诊断很关键。在临床实践中，最容易混淆的疾病是早期粘连性肩关节囊炎。一种有效的鉴别方法是检查患者上臂在体侧肩关节外旋时是否疼痛。对于粘连性肩关节囊炎

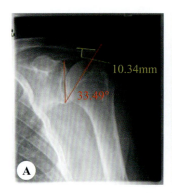
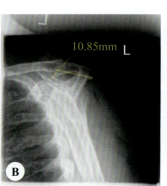
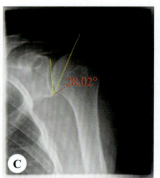
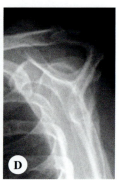

▲ 图 2-1　A. 正位 X 线示临界肩关节角（CSA）为 33°；B. Y 位片显示肩峰前外侧边缘有明显的骨刺形成，计划切除范围约为 10mm，打磨成 1 型肩峰；C. 术后正位片，因为采用切除骨刺的传统肩峰成形术（**cutting block technique**），CSA 降至 28°；D. 肩峰下表面已平整

患者，此动作将引起疼痛和（或）动作受限。其他罕见疾病，如胸廓出口综合征（图 2-2）、神经节囊肿或肩峰小骨引起的肩胛上神经受压（图 2-3）等，也需要排除。可以行 MRI 和 X 线检查辅助诊断。X 线是基本的检查，MRI 可以协助排除其他疾病。如果影像学证实有症状性不稳定肩峰小骨，可以使用加压螺钉来固定，实现肩峰下减压并稳定三角肌起点（图 2-3）。在这种情况下，应严格避免肩峰成形，以防止肩峰厚度进一步变薄。

在肩峰下骨刺形成明显且存在肩袖病变的情况下（图 2-4），肩峰成形术的手术大小应基于正位和 Y 位片来规划（图 2-1A 和 B）。

（二）术中并发症

术中并发症发生的主要原因是术前评估不充分导致肩峰前外侧下表面切除过多或过少。切除不足的一个常见原因是肩峰前缘暴露不充分。为了清晰显露骨刺的形态，喙肩韧带需要进行部分松解（图 2-5A）。为防止过度切除肩峰，应该根据术前计划在肩峰前外侧缘用磨钻建立一个参照点（图 2-5A）。这样，三角肌止点和筋膜可保持完好。若三角肌筋膜损伤可能会导致三角肌下间隙塌陷，影响对肩袖的观察。

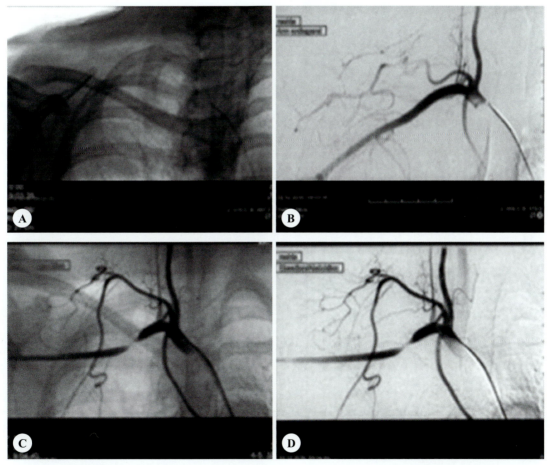

▲ 图 2-2　右肩疼痛 12 年并接受过 2 次治疗（第一次为肩峰成形术，第二次为肩锁关节切除术）未见好转患者的数字减影血管造影

该患者 Adson 试验阳性，血管造影显示在患侧手臂外展和后倾过程中锁骨下动脉受到动态压迫（C 和 D），而在中立位（A 和 B）动脉充盈正常

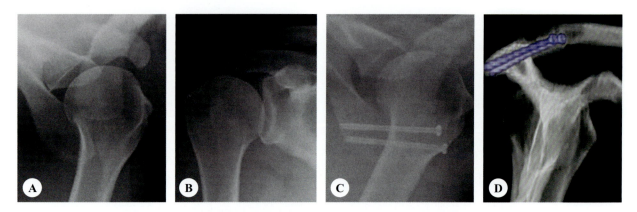

▲ 图 2-3　持续性肩峰下滑囊炎并在关节镜下肩峰下减压手术后出现不适的患者

A. 轴位 X 线片显示有一个大的肩峰小骨 (Mesoacromion)，不稳定且疼痛；B. 肩峰下空间因肩峰小骨成角而变得更窄；C 和 D. 关节镜辅助肩峰小骨螺钉固定的术后轴位 X 线片（C）和三维 CT（D）

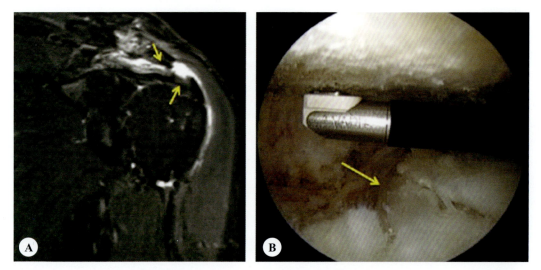

▲ 图 2-4　A. MRI：肩峰下骨刺（上方箭）引起的典型冈上肌肌腱损伤（"撞击损伤"）涉及滑囊层，位于肩袖足印区的内侧；B. 关节镜检查证实摩擦机制导致的损伤

为了实现肩峰下表面的平直和光滑（Ⅰ型肩峰），从前外侧入路观察时，肩峰成形术完成后，前方肩峰下表面应与后方肩峰下表面平齐（cutting block 技术）（图 2-5B 和 C）。需要注意，如果肩锁关节有退变但没有症状，成形手术时应避免破坏肩锁关节的关节囊，以免影响其稳定性。

（三）术后近期并发症

术后近期可能会有血肿和感染等全身并发症。

（四）术后中期并发症

单纯肩峰成形术后最常见的并发症是持续疼痛。持续疼痛的发生可能有以下三个原因，应系统地重新评估。首先，肩峰成形术的适应证不正确。例如，这些症状可能是由功能问题引起的，包括肩胛骨运动障碍、肩关节不稳性疼痛，这多见于年轻慢性肩关节功能障碍患者。如前所述，早期粘连性关节囊炎也是类似症状，要仔细鉴别诊断。

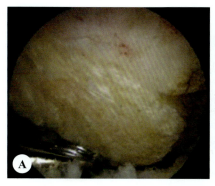 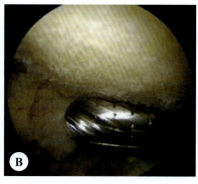 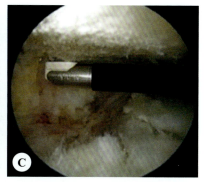

▲ 图 2-5 **A.** 后方入路关节镜下观察肩峰前外侧下表面。喙肩韧带已从肩峰松解。从骨质的颜色可以区分骨刺和正常肩峰。自前外侧入路置入磨钻 (5.5 mm) 以制备切除参考点。**B.** 在手术的第二步中，切除完成，关节镜置于前外侧入路，后方入路置入磨钻。**C.** 肩峰前外侧下表面的形状与肩峰后部一致

其次，适应证明确，但手术执行不充分。在症状来源明确情况下，应考虑再次手术。对于报告持续疼痛的患者，还需进一步排除低度感染。

最后，伴随的肩关节疾病尚未得到治疗。有些疾病如肩锁关节炎、二头肌肌腱损伤、部分冈上肌肌腱部分撕裂、钙化性肌腱炎和盂唇周围神经节囊肿等可有持续疼痛。

此外，继发性粘连性肩关节囊炎可能是由"手术创伤"引起的，也可能是由术后制动引起的。

（五）术后远期并发症

尚未见典型远期并发症的文献报道[8]。有研究指出，在肩袖撕裂患者中，如果仅行肩峰成形术而不修补肩袖肌腱，74% 的患者在平均随访 22 年后，会出现肩袖撕裂关节病[9]。

二、肩锁关节切除术

肩锁关节（acromioclavicular joint，ACJ）骨关节炎是一种常见疾病，会导致肩关节前上方疼痛，尤其是在做交臂动作和过顶活动时。该疾病最常见于重体力劳动的中年人。该疾病的诊断可能具有挑战性，并且依赖于病史、体格检查、影像学和诊断性注射（如果适用）。

（一）术前评估（手术指征）

术前需要仔细评估手术指征。MRI 可明确 ACJ 关节炎的发生及严重程度。目前的文献对不同 ACJ 关节炎分级的临床相关性尚无定论。大多数研究认为锁骨远端骨髓水肿及上、下关节囊扩张（阈值：2mm）是区分有症状和无症状 ACJ 关节炎的可靠参数[10, 11]。除 MRI 特征外，患者还需要有典型的症状才能确诊。目前，这些症状已被整合形成肩锁关节炎严重程度评分[12]。最典型的主诉是局部压痛、肩关节交叉动作时的局部疼痛、抬高运动末段的"高痛弧"、夜间疼痛等。作为鉴别诊断，应评估有外伤史的患者是否存在轻度 ACJ 不稳定（Rockwood Ⅰ～Ⅱ）、锁骨远端骨折和锁骨远端创伤后骨溶解。锁骨远端无菌性或化脓性骨溶解也可能是 ACJ 不适的原因，但比较少见。

对于有症状的 ACJ 关节炎病例，如果保守治疗失败，可以进行关节镜下锁骨远端切除术或 ACJ 对称性切除术。文献报道该手术的中

远期随访结果优良[13, 14]。另外，预防性关节镜下锁骨远端切除术对肩袖撕裂和影像检查阳性（但无症状）的 ACJ 关节炎患者并没有益处[15]。对于肩袖撕裂合并有症状的 ACJ 关节炎患者，研究者发现术后 2 年内，肩袖修补同期开展锁骨远端切除术并没有显示其益处[16]。然而，随访 2 年后，锁骨远端切除术显示出了积极效果[17]。

（二）术中并发症

关节镜下锁骨远端切除术的目的是通过减压 ACJ 来疼痛缓解，同时不影响其稳定性。手术过程中应注意保持后方和上方 ACJ 关节囊完整，因为它们已被证明是维持垂直和水平稳定的基本结构。考虑到关节囊和韧带止点，锁骨远端 3～4mm 和内侧肩峰 2～3mm 已被证明是切除的安全区域[18]。此外，研究表明锁骨远端切除 5mm 可有效消除 ACJ 中的骨性接触[19]。为了尽量减少锁骨远端 ACJ 关节囊的损伤，目前建议采用锁骨远端和肩峰内侧双极对称切除技术[20-22]。

ACJ 切除术最常见的术中并发症是骨性减压不足，可能的技术原因如下。

1. 锁骨远端切除时没有良好的视野，导致前上象限和后上象限的切除不够。

2. 未考虑 ACJ 关节线的个体差异。关节线及相应的锁骨远端平面是倾斜的。如果在这种情况下切除线垂直于锁骨下表面，会将导致下方切除不足。

3. 上方切除面仍有骨性残留（通常与上方关节囊呈弓形接触）（图 2-6）。

4. 切除面不规则，锁骨远端形成"中央腔隙"和突出的皮质环。

为了避免这些情况，可采用以下技术要点。首先，应在冠状位和轴位了解 MRI 上的肩锁关节线。依据这些信息，进一步规划手术入路和术中切除骨质的位置。为了优化关节镜下视野，第一步应切除肩峰内侧缘的骨质。由外向内建立前方工作入路，方向与肩锁关节线保持一致，以防因入路方向不正确而导致切除线倾斜。然后在锁骨远端下表面确认肩锁关节线的方向（图 2-7A）。使用磨钻在锁骨远端前下象限确定切除深度（图 2-7B）。方向和深度标准确立后，自前往后、自下向上完成局部骨质的切除，最后切除后上象限。使用 30° 关节镜时，要获得肩锁关节后部的良好视野，可以建立前外侧观察入路（图 2-7C）。切除后应将关节镜切换到前方入路检查切除线。此步骤可对新建的"关节间隙"建立三维印象，并再次检

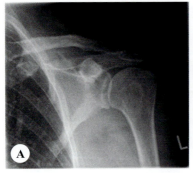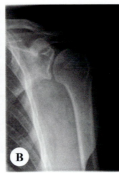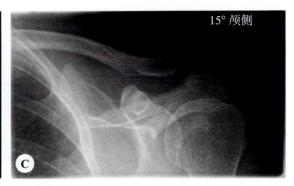

▲ 图 2-6　A. 症状性肩锁关节炎患者的术前正位 X 线片；B. 锁骨远端切除术后，患者出现持续不适时的 X 线检查；C. 术后 Zanca 位片显示后上方骨性残留是持续疼痛的原因

查后方象限的切除是否足够。此外，可用腰椎穿刺针检查上方肩锁关节囊处是否有骨性残留（图 2-7D）。

　　另一种与术中操作相关的并发症是过度锁骨远端切除引起的医源性肩锁关节不稳定[23]。在这种情况下，不稳定通常是由于锁骨远端骨质切除过多和 ACJ 关节囊剥离过多。在手术开始时，确定切除深度的参照标准可以有效防止这种并发症。同时，在切除上方骨质时，需在镜下直视进行，避免"盲切"，以防止上方关节囊损伤。

（三）术后近期并发症

　　术后近期可能存在血肿和感染等常见并发症。如果怀疑术后疼痛可能是由医源性关节囊损伤所致，则应将患侧手臂用吊带固定 3～4 周。此外，6～8 周内应避免重体力劳动，以便软组织愈合。

（四）术后中期并发症

　　最常见的并发症是持续性 ACJ 区域持续的疼痛[24]。在这种情况下，应先完善 X 线检查

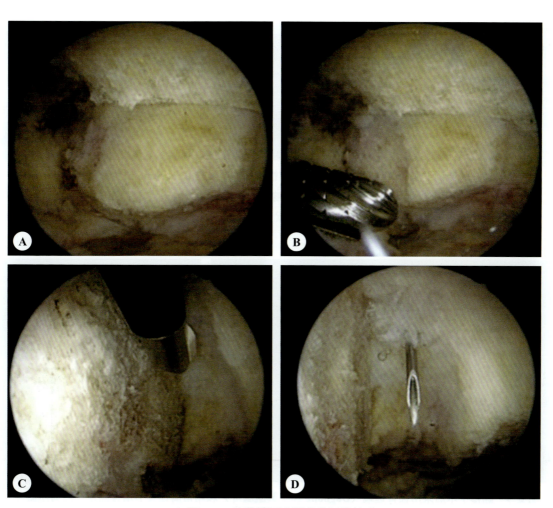

▲ 图 2-7　关节镜下肩锁关节切除技术

A. 从外侧观察入路观察锁骨外侧正面。肩峰内侧缘的骨赘已被切除，下方关节囊已打开，以观察锁骨远端的前下方。B. 切除深度参考标记位于前下象限。C. 从前外侧观察入路检查并修正切除线的倾斜度。D. 使用腰椎穿刺针检查上方间隙是否有骨性残留

要点

- 关节镜下治疗 RCCT 的循证标准是：钙化沉积，边缘清晰，结构致密（Gärtner Ⅰ型），钙化范围＞15mm，多发钙化，症状持续时间＞11 个月。其他类型的 RCCT 保守治疗可能有效。

- 切忌遗漏肩胛下肌肌腱和冈下肌肌腱的异常钙化沉积和多发性钙化（图 2-10 和图 2-11）。进行检查时，应进行内旋和外旋的正位 X 线检查或超声检查（图 2-12）。

- 如果只需要切除滑囊，务必确保在手术时获得即刻 X 线，以排除钙化沉积物的自发吸收，并将手术后发病率保持在较低水平。

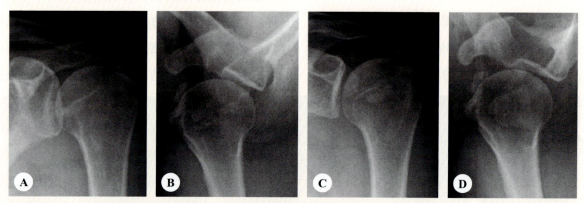

▲ 图 2-10　A 和 B. 累及冈上肌肌腱和肩胛下肌肌腱的肩袖钙化性肌腱炎患者的术前 X 线，冈上肌肌腱内钙沉积呈分叶状，包括 2 处沉积（B）。C 和 D. 关节镜下切除钙沉积术后 2 个月的 X 线：只有冈上肌肌腱中较小部分的沉积物被移除。术中未发现冈上肌肌腱的主要沉积，而肩胛下肌肌腱的沉积在术前未被诊断。患者出现持续受累，必须行翻修手术

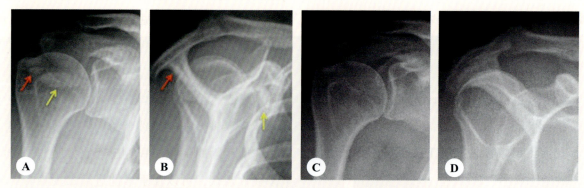

▲ 图 2-11　A 和 B. 累及肩胛下肌肌腱和冈下肌肌腱的肩袖钙化性肌腱炎患者的术前 X 线。在 X 线正位片上未见肩峰下间隙钙沉积。在 Y 位片上（B），冈下肌内的沉积物被肩胛冈覆盖。C 和 D. 术后 X 线片显示 2 种沉积物均被完全清除

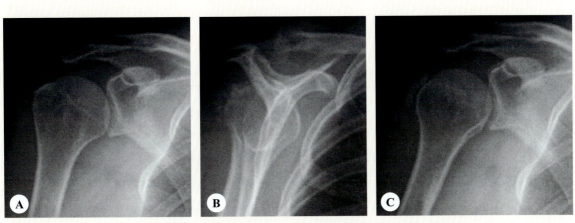

▲ 图 2-12　冈下肌肌腱肩袖钙化性肌腱炎患者的术前 X 线片

A. 在中立位正位片中，肩峰下间隙没有钙质沉积；B. 在 Y 位片中，沉积物位于冈下肌肌腱下部的投影中；C. 内旋位正位片清楚地显示了钙质沉积物的尺寸和位置

（二）术中并发症

有一些技巧对关节镜下治疗 RCCT 有帮助。在开始手术前先确定所有沉积物的位置，并明确在手术开始前是否自行吸收。

如果有 MRI，可以用软组织（二头肌肌腱、冈上肌肌腱的前缘）作为解剖标志来定位沉积物。在关节镜检查过程中进行系统全面的探查非常必要。因此，在标准的盂肱关节评估完成后，应该建立一个"低位"外侧操作和观察入路。该入路可以完整地探查肩峰下间隙和三角肌下滑囊。

如果钙化灶是明显的，可以直接清理。如果不明显，应使用腰椎穿刺针按部位（前上方、上方、后方肩袖）进行系统探查。一边探查，一边可以旋转调整上臂的位置配合（外展合并内旋和外旋）。

术中，结合骨与软组织的解剖标志和 MRI 或 X 线影像会有助于探寻钙化沉积的位置。为了探查冈下肌肌腱中的沉积物，需要进行上臂内旋，因为沉积物通常位于冈下肌肌腱的下部。对于肩胛下肌肌腱沉积物的切除，首先应在后方入路观察下清理肩袖间隙关节囊。然后，经前外侧入路清理喙突下间隙，清楚地显露肩胛下肌肌腱。再将关节镜放置在前外侧入路，从前方标准入路检查沉积物。外科医生根据钙化灶在肌腱的位置，转换入路进行观察和操作，并让助手配合调整上肢位置。

一般说来，无论位置如何，每个钙化沉积灶的范围都应用腰椎穿刺针辨认，以确保切口在钙化灶的中心位置，便于最大限度地排出钙化沉积物。术中清理排出钙化沉积即可，应避免过度清创甚至切除周边肩袖肌腱组织。病灶清除后肌腱如果明显薄弱，可以采用可吸收缝合线进行边对边修复，以关闭肌腱的滑囊层。此外，应彻底清除肩峰下间隙溢出的钙化物质，以避免持续性滑囊炎或继发性粘连性关节囊炎。一项随机对照试验显示，额外的肩峰成形术对钙化性肌腱炎的治疗没有益处[32]。

（三）术后近期并发症

在大多数情况下，RCCT 的术后治疗是立竿见影的。术后近期并发症主要是疼痛。在手术结束时应用肩胛上神经阻滞可以减少术后疼痛，特别是术前疼痛剧烈的患者。根据我们的经验，术后疼痛通常与钙化沉积物取出不完全相关[33]（图 2-10）。因此，如果不确定沉积物是否清理完全，外科医生应在手术结束时使用术中透视。

（四）术后中期并发症

Jacobs 等的研究显示，RCCT 关节镜治疗后继发粘连性肩关节囊炎的发病率高达 18%，并认为这是由残留的钙碎片引起的[34]。在这种情况下，推荐保守治疗，可应用皮质类固醇（口服或注射），并进行手法松解。如果在术中清理时，已经发现有粘连性肩关节囊炎的迹象，那么相应的治疗应该在手术后立即开始。

（五）术后远期并发症

肩袖撕裂可能出现在钙化性肌腱炎术前、术中或术后各阶段。早期有人提出，这两种疾病不会共存。然而，一些学者观察到有一定比例的肩袖撕裂与营养不良性钙化沉积物相关[35]。需要注意，此类病例并不能代表钙化性肌腱炎的典型病例。在关节镜去除钙质沉积物后可能会发生肩袖撕裂，这取决于手术过程中肌腱切除的程度。有研究发现关节镜手术后持续疼痛与冈上肌肌腱部分撕裂相关[36]。因此，钙化性肌腱炎术后如果疼痛症状持续存在，应排除肩袖撕裂。

RCCT 一个不常见的远期并发症是肱骨大结节骨溶解[37, 38]（图 2-13）。由于这一并发症，RCCT 的病程延长，症状持续时间久，功能损

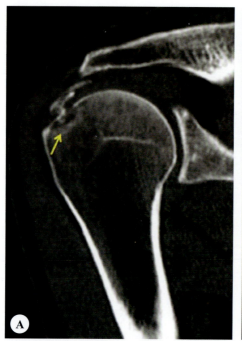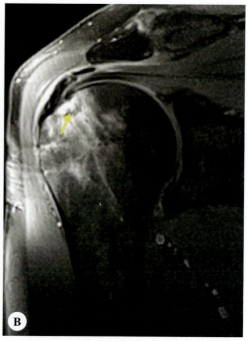

▲ 图 2-13　冈上肌肌腱肩袖钙化性肌腱炎合并大结节骨溶解患者的术前 CT（A）和 MRI（B）

CT 显示皮质下骨损伤，而 MRI 显示骨髓水肿，导致持续性疼痛，即使在准确移除钙沉积后依然存在

害明显。这种病变与沉积物的形状或大小无关，但会对预后产生不良影响，并且保守治疗无效。

即使通过关节镜准确清理钙质沉积物，这些患者的术后临床评分也较低。

参考文献

[1] Beeler S, Hasler A, Götschi T, Meyer DC, Gerber C. The critical shoulder angle: acromial coverage is more relevant than glenoid inclination. J Orthop Res Off Publ Orthop Res Soc. 2018;37:205–10. https://doi. org/10.1002/jor.24053.

[2] Moor BK, Wieser K, Slankamenac K, Gerber C, Bouaicha S. Relationship of individual scapular anatomy and degenerative rotator cuff tears. J Shoulder Elbow Surg. 2014;23(4):536–41. https://doi. org/10.1016/j.jse.2013.11.008.

[3] Abrams GD, Gupta AK, Hussey KE, Tetteh ES, Karas V, Bach BR, et al. Arthroscopic repair of full-thickness rotator cuff tears with and without acromioplasty: randomized prospective trial with 2-year follow-up. Am J Sports Med. 2014;42(6):1296–303. https://doi. org/10.1177/0363546514529091.

[4] Ketola S, Lehtinen JT, Arnala I. Arthroscopic decompression not recommended in the treatment of rotator cuff tendinopathy: a final review of a randomised controlled trial at a minimum follow-up of ten years. Bone Jt J. 2017;99-B(6):799–805. https://doi. org/10.1302/0301-620X.99B6.BJJ-2016-0569.R1.

[5] Kolk A, Thomassen BJW, Hund H, de Witte PB, Henkus H-E, Wassenaar WG, et al. Does acromioplasty result in favorable clinical and radiologic outcomes in the management of chronic subacromial pain syndrome? A double-blinded randomized clinical trial with 9 to 14 years' follow-up. J Shoulder Elbow Surg. 2017;26(8):1407–15. https://doi.org/10.1016/j. jse.2017.03.021.

[6] Song L, Miao L, Zhang P, Wang W-L. Does concomitant acromioplasty facilitate arthroscopic repair of fullthickness rotator cuff tears? A meta-analysis with trial sequential analysis of randomized controlled trials. SpringerPlus. 2016;5(1):685. https://doi.org/10.1186/ s40064-016-2311-5.

[7] Farfaras S, Sernert N, Rostgard Christensen L, Hallström EK, Kartus J-T. Subacromial decompression yields a better clinical outcome than therapy alone: a prospective randomized study of patients with a minimum 10-year follow-up. Am J Sports Med. 2018;46(6):1397–407. https://doi. org/10.1177/0363546518755759.

[8] Jaeger M, Berndt T, Rühmann O, Lerch S. Patients with impingement syndrome with and without rotator cuff tears do well 20 years after arthroscopic subacromial decompression. Arthroscopy. 2016;32(3):409–15. https://doi.org/10.1016/ j.arthro.2015.08.026.

[9] Ranebo MC, Björnsson Hallgren HC, Norlin R, Adolfsson LE. Clinical and structural outcome 22 years after acromioplasty without tendon repair in patients with subacromial pain and cuff tears. J Shoulder Elbow Surg. 2017;26(7):1262–70.

https:// doi.org/10.1016/j.jse.2016.11.012.

[10] Choo HJ, Lee SJ, Kim JH, Cha SS, Park YM, Park JS, et al. Can symptomatic acromioclavicular joints be differentiated from asymptomatic acromioclavicular joints on 3-T MR imaging? Eur J Radiol. 2013;82(4):e184–91. https://doi. org/10.1016/j.ejrad. 2012.10.027.

[11] Veen EJD, Donders CM, Westerbeek RE, Derks RPH, Landman EBM, Koorevaar CT. Predictive findings on magnetic resonance imaging in patients with symptomatic acromioclavicular osteoarthritis. J Shoulder Elbow Surg. 2018;27(8):e252–8. https://doi.org/10.1016/j.jse.2018.01.001.

[12] Barwood SA, French JA, Watson LA, Balster SM, Hoy GA, Pizzari T. The Specific AC Score (SACS): a new and validated method of assessment of isolated acromioclavicular joint pathology. J Shoulder Elbow Surg. 2018;27:2214–23. https://doi.org/10.1016/j. jse.2018.04.026.

[13] Kay SP, Dragoo JL, Lee R. Long-term results of arthroscopic resection of the distal clavicle with concomitant subacromial decompression. Arthroscopy. 2003;19(8):805–9.

[14] Robertson WJ, Griffith MH, Carroll K, O'Donnell T, Gill TJ. Arthroscopic versus open distal clavicle excision: a comparative assessment at intermediate-term follow-up. Am J Sports Med. 2011;39(11):2415–20. https://doi. org/10.1177/0363546511419633.

[15] Oh JH, Kim JY, Choi JH, Park S-M. Is arthroscopic distal clavicle resection necessary for patients with radiological acromioclavicular joint arthritis and rotator cuff tears? A prospective randomized comparative study. Am J Sports Med. 2014;42(11):2567–73. https://doi. org/10.1177/0363546514547254.

[16] Park YB, Koh KH, Shon MS, Park YE, Yoo JC. Arthroscopic distal clavicle resection in symptomatic acromioclavicular joint arthritis combined with rotator cuff tear: a prospective randomized trial. Am J Sports Med. 2015;43(4):985–90. https://doi. org/10.1177/0363546514563911.

[17] Kim J, Chung J, Ok H. Asymptomatic acromioclavicular joint arthritis in arthroscopic rotator cuff tendon repair: a prospective randomized comparison study. Arch Orthop Trauma Surg. 2011;131(3):363–9. https://doi.org/10.1007/ s00402-010-1216-y.

[18] Stine IA, Vangsness CT. Analysis of the capsule and ligament insertions about the acromioclavicular joint: a cadaveric study. Arthroscopy. 2009;25(9):968–74. https://doi. org/10.1016/j.arthro.2009.04.072.

[19] Edwards SL, Wilson NA, Flores SE, Koh JL, Zhang L-Q. Arthroscopic distal clavicle resection: a biomechanical analysis of resection length and joint compliance in a cadaveric model. Arthroscopy. 2007;23(12):1278–84. https://doi.org/10.1016/j.arthro.2007.07.004.

[20] Apivatgaroon A, Sanguanjit P. Arthroscopic distal clavicle and medial border of acromion resection for symptomatic acromioclavicular joint osteoarthritis. Arthrosc Tech. 2017;6(1):e25–9. https://doi. org/10.1016/j.eats.2016.08.033.

[21] Gaillard J, Calò M, Nourissat G. Bipolar acromioclavicular joint resection. Arthrosc Tech. 2017;6(6):e2229–33. https://doi.org/10.1016/j.eats.2017.08.027.

[22] Pandhi NG, Esquivel AO, Hanna JD, Lemos DW, Staron JS, Lemos SE. The biomechanical stability of distal clavicle excision versus symmetric acromioclavicular joint resection. Am J Sports Med. 2013;41(2):291–5. https://doi. org/10.1177/0363546512469873.

[23] Baxter JA, Phadnis J, Robinson PM, Funk L. Functional outcome of open acromioclavicular joint stabilization for instability following distal clavicle resection. J Orthop. 2018;15(3):761–4. https://doi. org/10.1016/j.jor.2018.05.013.

[24] Strauss EJ, Barker JU, McGill K, Verma NN. The evaluation and management of failed distal clavicle excision. Sports Med Arthrosc Rev. 2010;18(3):213–9. https://doi. org/10.1097/JSA.0b013e3181e892da.

[25] Begly J, Tyagi V, Strauss E. Diffuse idiopathic skeletal hyperostosis (DISH) as a cause of failure following distal clavicle excision a case report and review of the literature. Bull Hosp Jt Dis (2013). 2017;75(4):279–81.

[26] Tytherleigh-Strong G, Gill J, Sforza G, Copeland S, Levy O. Reossification and fusion across the acromioclavicular joint after arthroscopic acromioplasty and distal clavicle resection. Arthroscopy. 2001;17(9):E36.

[27] Zumstein MA, Schiessl P, Ambuehl B, Bolliger L, Weihs J, Maurer MH, et al. New quantitative radiographic parameters for vertical and horizontal instability in acromioclavicular joint dislocations. Knee Surg Sports Traumatol Arthrosc. 2018;26(1):125–35. https://doi.org/10.1007/s00167-017-4579-6.

[28] Tragord BS, Bui-Mansfield LT, Croy T, Shaffer SW. Suprascapular neuropathy after distal clavicle resection and coracoclavicular ligament reconstruction: a resident's case problem. J Orthop Sports Phys Ther. 2015;45(4):299–305. https://doi.org/10.2519/ jospt.2015.5416.

[29] Ghodadra N, Lee GH, Kung P, Busfield BT, Kharazzi FD. Distal clavicle fracture as a complication of arthroscopic distal clavicle resection. Arthroscopy. 2009;25(8):929–33. https://doi.org/10.1016/j.arthro. 2009.02.008.

[30] de Witte PB, van Adrichem RA, Selten JW, Nagels J, Reijnierse M, Nelissen RGHH. Radiological and clinical predictors of long-term outcome in rotator cuff calcific tendinitis. Eur Radiol. 2016;26(10):3401–11. https://doi.org/10.1007/s00330-016-4224-7.

[31] Chou W-Y, Wang C-J, Wu K-T, Yang Y-J, Ko J-Y, Siu K-K. Prognostic factors for the outcome of extracorporeal shockwave therapy for calcific tendinitis of the shoulder. Bone Joint J. 2017;99-B(12):1643–50. https://doi.org/10.1302/0301-620X.99B12.BJJ-2016- 1178.R1.

[32] Clement ND, Watts AC, Phillips C, McBirnie JM. Shortterm outcome after arthroscopic bursectomy debridement of rotator cuff calcific tendonopathy with and without subacromial decompression: a prospective randomized controlled trial. Arthroscopy. 2015;31(9):1680–7. https://doi.org/10.1016/j.arthro.2015.05.015.

[33] Porcellini G, Paladini P, Campi F, Paganelli M. Arthroscopic treatment of calcifying tendinitis of the shoulder: clinical and ultrasonographic follow- up findings at two to five years. J Shoulder Elbow Surg. 2004;13(5):503–8. https://doi.org/10.1016/ S1058274604000904.

[34] Jacobs R, Debeer P. Calcifying tendinitis of the rotator cuff: functional outcome after arthroscopic treatment. Acta Orthop Belg. 2006;72(3):276–81.

[35] Hsu HC, Wu JJ, Jim YF, Chang CY, Lo WH, Yang DJ. Calcific tendinitis and rotator cuff tearing: a clinical and radiographic study. J Shoulder Elbow Surg. 1994;3(3):159–64. https://doi.org/10.1016/ S1058-2746(09)80095-5.

[36] Balke M, Bielefeld R, Schmidt C, Dedy N, Liem D. Calcifying tendinitis of the shoulder: midterm results after arthroscopic treatment. Am J Sports Med. 2012;40(3):657–61. https://doi. org/10.1177/0363546511430202.

[37] Merolla G, Bhat MG, Paladini P, Porcellini G. Complications of calcific tendinitis of the shoulder: a concise review. J Orthop Traumatol. 2015;16(3):175–83. https://doi.org/10.1007/s10195-015-0339-x.

[38] Porcellini G, Paladini P, Campi F, Pegreffi F. Osteolytic lesion of greater tuberosity in calcific tendinitis of the shoulder. J Shoulder Elbow Surg. 2009;18(2):210–5. https://doi.org/10.1016/j.jse.2008.09.016.

第3章　肩关节僵硬关节镜下松解手术并发症

Complications in Arthroscopic Release of the Stiff Shoulder

Johannes Plath　著

肩关节周围炎（简称肩周炎）又称冻结肩，是一种常见的肌肉骨骼疾病。原发性肩周炎影响 2%～5% 的普通人群，女性更为常见[1, 2]。其主要的病理生理学变化为不明原因的盂肱关节囊纤维化[3]。有研究表明，肩周炎与糖尿病、甲状腺疾病、Dupuytren 病、肾结石及癌症等疾病密切相关[3]。

肩周炎的病程表现为三个阶段：第一阶段（进行期/渐冻期），主要表现为持续且广泛的肩关节疼痛伴进行性肩关节僵硬，该阶段可持续 10～36 周，应用非甾体抗炎药（NSAID）或糖皮质激素（口服或关节内注射）可帮助缓解疼痛；第二阶段（冻结期），持续 4～12 个月，疼痛症状逐渐减轻，肩关节僵硬明显，可通过物理治疗来帮助缓解症状；第三阶段（解冻期），特点是运动范围逐渐恢复，疼痛得到改善，通常来说，这一阶段持续时间最长，甚至部分患者该阶段会超过 2 年。

虽然肩周炎通常被认为是一种良性且自限性疾病，但保守治疗持续时间较长。部分患者难以忍受肩关节持续性疼痛及严重的僵硬[4]。这部分患者更适合行手术治疗。

肩周炎必须与继发性肩关节僵硬进行区分。继发性肩关节僵硬通常会有较明确的病因，主要包括肩峰下病变（如钙化性肌腱炎、肩袖撕裂）、创伤（2%～9% 的肱骨近端骨折）、术后（如肩袖修补术、开放及肩关节镜下肩关节不稳修复术、肩关节成形术等）、骨性关节炎、感染及神经系统疾病等[3, 5-9]。

除了肩关节囊挛缩，继发性肩关节僵硬通常伴有关节外粘连或骨化[10]。

与原发性肩关节僵硬不同的是，继发性肩关节僵硬一般不具自限性。保守治疗无效时通常需要行手术处理[11]。对于术后出现肩关节僵硬的病例，需行开放或关节镜下松解术，并取出内固定。

在本章中，我们将讨论关节镜下肩关节松解手术围术期的潜在并发症，并就如何避免这些并发症给出建议。

一、术前评估（手术指征）

全面细致的术前准备是骨科手术必不可少的重要环节，对肩关节松解手术亦是如此。先要在询问病史和体格检查的基础上需要完善术前影像学资料以明确肩关节僵硬的原因，进一步筛选适合手术治疗的患者，并选择合适的手术时间。术前体格检查最重要的是医生固定患者肩胛骨后，主动及被动活动评估患者肩关节活动范围。外旋丧失和疼痛是肩周炎早期、特征性的症状。

典型的肩周炎症状通常出现在"冻结期"，表现为前屈小于100°，外旋小于10°，内旋低于L₅[3]。继发性肩关节僵硬则因诱因不同而表现出某些特定方向的活动受限。继发性肩关节僵硬的常见原因包括肩袖疾病、周围神经损伤、肌肉萎缩及感染等，需要由接诊医生仔细评估。

肩关节X线可用于鉴别诊断，排除钙化性肌腱炎、骨折、畸形、肿瘤、骨关节炎、盂肱关节脱位等。陈旧性锁定性肩关节后脱位常会被误诊为肩周炎，因为锁定性肩关节后脱位同样表现为外旋机械性受阻，但前屈上举和内旋功能却会很好地保留[12, 13]。肩关节内固定术后内置物撞击也需要排除。

除X线外，我们不推荐常规使用其他影像学检查，尤其是特发性肩关节僵硬。当有充分理由怀疑是继发性肩关节僵硬时，需要行CT或MRI检查。

既往研究尚未明确关节镜下关节囊松解的最佳时机。一般来说，关节镜下肩关节松解术适用于保守治疗超过6个月、症状仍未缓解的患者。有部分患者症状较轻，发病时间不长，有自愈趋势，若过早进行手术，可能导致过度医疗。理论上说，手术本身也会导致肩关节囊的炎症反应，延长恢复时间。

然而，一些作者发现，对于麻醉下手法松解，与晚期干预相比，在症状出现后6～9个月接受早期治疗的患者具有更好的结果[14, 15]。据我们了解，Sabat和Kumar[16]发表了唯一的关于关节镜下肩关节松解手术时机的研究。作者评估了早期行关节镜下肩关节松解术（渐冻期，

症状出现后3～6个月）的治疗效果，发现术后患者在活动范围、疼痛缓解及重返工作等方面有明显改善。

对于肩关节僵硬伴肩袖撕裂的病例，关节镜下一期肩关节松解并修复肩袖被认为是标准治疗。目前的文献报道，非巨大肩袖撕裂患者，无论伴或不伴肩关节僵硬，肩袖修补术后的疗效相当[17]。若选择先手术松解关节囊，二期再修补肩袖，则修补前需通过物理治疗恢复肩关节全方位运动范围。这样会延迟肩袖修补的手术时间多达数月，可能导致原有撕裂扩大、肌腱回缩、肌肉萎缩和脂肪变性等风险。

虽然已经有许多研究证实了关节镜下行肩关节松解手术的有效性[3, 4, 10, 11, 18-23]，但与特发性或创伤后肩关节僵硬相比，手术后肩关节僵硬的关节镜下肩关节松解术疗效较差[11, 24]。有临床研究表明，相较于不伴有糖尿病的患者，伴有糖尿病的肩周炎患者行肩关节松解术后可能会面临更长的恢复周期[25-27]。与之类似，女性肩周炎患者也面临着更长的恢复周期及更严重的功能障碍[28, 29]。医生需要将相应的风险告知患者，否则即使手术是成功的，但患者期望值过高仍可能会导致术后不满意。提高患者满意度的关键在于与术前共同决策、设立合适的预期及术后严密随访。

二、术中并发症

关节镜下肩关节僵硬松解对操作者的技术要求很高。肩关节后方关节囊常异常增厚，自标准后入路进入关节囊，即使是使用腰椎穿刺针也会具有挑战性。虽然使用腰椎穿刺针进行关节线定位可方便这一步骤的进行，但多次尝

试进入关节腔的操作将不可避免地造成医源性肱骨头和关节盂软骨损伤，在极少数情况下，即使损伤了关节软骨也仍然无法进入关节腔。Lafosse 等[4] 使用了另一种关节镜技术，即通过关节外入路进入关节内以避免这种困难。在其监视下从前外侧入路操作，找到喙肩韧带并沿其向下直到喙突，于喙突的外侧切除喙肱韧带。这一操作可协助进入盂肱关节，并且可解除肩关节外旋受限，也是肩关节松解术的第一步。此后的操作同正常肩关节松解的步骤。

进入关节后，术者的空间感会受到关节解剖关系变形及关节腔容积缩小的影响。这可能导致医源性神经血管、软骨及软组织损伤。刨削刀及射频刀头需在直视下使用。在进行关节囊松解时，射频刀头尖端应始终朝向关节，远离神经及血管，靠近关节盂分离松解并注意保证盂唇的完整。术者必须清楚肩胛上神经和腋神经的解剖位置，以避免神经损伤。肩胛上神经位于肩盂内侧约 19mm 的冈盂切迹处[30]。腋神经通常在肩盂 6 点钟方向的下外侧 12.4mm 处走行[31]。由于下肩关节囊的松解需要更好的

视野，这一步骤最后进行。射频刀头松解下关节囊时出现三角肌收缩提示已经接近腋神经[4]。下关节囊松解时，助手可轻微外展肩关节以改善视野，并增加下关节盂与腋神经之间的距离[32]。尽管有腋神经损伤的潜在风险，但在实际报道中却很少见[33]。

松解手术需要长时间使用射频，因此必须保持灌注液的良好流动来降低关节内温度。Jerosch 和 Aldawoudy[34] 曾报道关节镜下肩关节松解术后热损伤致关节软骨溶解这一罕见但严重的并发症。

在肩关节松解的过程中，我们通常 360° 切开关节囊（图 3–1）。不过，后肩关节囊松解的作用尚存在争议。虽然有研究者推荐后关节囊松解以改善内旋功能，但还有一些研究者认为在临床结局研究中没有发现额外的后关节囊松解有任何显著的功能优势[19, 35–38]。

文献报道的肩关节僵硬松解术最常见的并发症是僵硬复发，其发生率高达 11%[23, 24, 39]。由于下关节囊和后关节囊通常显著增厚和纤维化，在全肩关节僵硬的情况下，我们常规进行

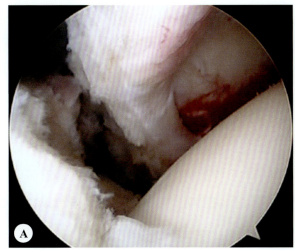 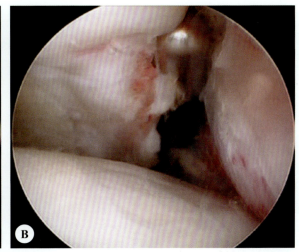

▲ 图 3–1　关节镜下肩关节囊松解术（左肩，前外侧入路视野）

肩关节囊被 360° 松解，射频探头清除前（A）、后（B）关节囊

360°松解。通常导致肩关节活动受限的主要原因是肩袖间隙增厚。为了避免外旋受限的再次发生，我们不仅需要做松解处理，同时还要用刨削刀从肩胛下肌上缘至冈上肌前缘切除增厚的肩袖间隙以避免瘢痕的再次形成（图 3-2）。清理肩袖间隙时，向内侧显露至喙突外侧骨质，向外侧清理到二头肌内侧滑车悬吊带，注意保护肱二头肌长头腱的稳定性。然而，如果肱二头肌长头腱瘢痕粘连在冈上肌或肩袖间隙的关节层，通常需行长头腱切断术。切断后的长头腱无须固定，以免进一步增加关节内瘢痕形成的风险。就我们的经验而言，切断的长头腱会于肌腱沟入口部位自行固定。因此，僵硬肩关节松解时行长头腱切断，术后很少会出现"大力水手"畸形[4]。

松解术后应使用射频彻底止血，以避免术后血肿形成和关节内瘢痕复发。手术结束时常规向关节内注射皮质类固醇可降低炎症和复发粘连。

特别是在继发性肩关节僵硬的情况下，如创伤或手术后，肩峰下间隙常有严重瘢痕的形

成[10]。因此，肩峰下间隙同样需要清理，以改善患者预后。这一操作通常在肩关节囊松解后进行，以避免过早的软组织肿胀影响关节内操作。在某些手术，如肱骨近端或关节盂骨折切开复位内固定后发生继发性僵硬，行肩峰下松解前往往还需要先通过小切口或关节镜辅助移除内固定。

手术结束时应全面评估肩关节的活动范围，以确保手术松解适当。注意术中不可粗暴地活动肩关节，以避免医源性骨折、脱位、骨软骨及软组织损伤。

三、术后近期并发症

除了常见的术后近期并发症，如感染、血肿形成、伤口裂开，还有一些肩关节僵硬关节镜下松解手术特有的并发症，包括术后康复锻炼不足、疼痛管理不足及术后肩关节不稳。

关节镜下松解术后感染鲜有文献报道。Jerosch 等[23]的研究报道了 173 例患者术后出现 1 例感染的情况，其总体感染率约为 0.57%[4, 11, 19, 41]。

据我们所知，仅有 1 例肩关节松解术后关节不稳的病例被报道。Gobezie 等[42]报道了 1 例关节镜下肩关节松解翻修术后 6 周出现肩关节不稳的情况。该患者通过保守治疗取得了较好的效果。

术后不充分的功能锻炼大多由疼痛控制不佳导致，也是术后近期最常见的并发症。为了保持术后所达到的活动范围，早期即需强化功能锻炼。住院期间每天至少需要进行 2 次康复锻炼，出院后至少继续 2 周功能康复。随后的治疗可根据个人情况制订，如果可能的话，推荐接受水疗。

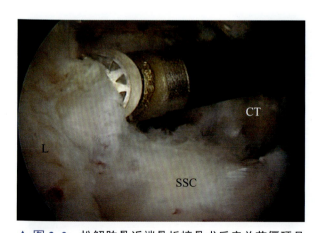

▲ 图 3-2　松解肱骨近端骨折接骨术后肩关节僵硬且严重瘢痕形成的肩袖间隙（右肩，后入路视野）

肩袖间隙广泛切开。L. 盂唇；CT. 联合腱；SSC. 肩胛下肌肌腱

术前每位患者都需要置肌间沟导管，并在整个住院期间保留。术后推荐使用非甾体抗炎药，一方面为了缓解疼痛，另一方面则是为了防止异位骨化。

术后不可进行悬吊固定，应鼓励患者尽可能使用松解后的肩关节进行日常生活活动。

康复锻炼来恢复活动范围。最终的活动范围恢复和疼痛缓解通常在术后 3～6 个月，有些病例甚至可能需要 1 年[4, 10, 11, 18, 19, 35, 41, 43]。

既往研究表明肩关节松解术后僵硬复发的概率约为 11%[39]。最新的大样本人群研究报道复发率为 3%～6%[23, 24]。

四、术后中期并发症

肩关节松解术的优点是在术后早期就会有明显效果，尤其是住院期间留置肌间沟导管时，会令患者对手术效果感到震惊。

然而，为了避免患者术后中期出现不满，应重点告知患者，即区域阻滞拔除后，部分活动范围会丢失，需继续通过数周至数月的功能

五、术后远期并发症

除了肩关节僵硬复发，关节镜下肩关节松解术没有特别的远期并发症。如前所述，复发风险受诸多可控或不可控因素影响。一项术后随访长达 7 年的研究证实肩关节镜下松解术后的活动范围和疼痛缓解可以得到很好的保持[19, 20]。

参考文献

[1] White D, Choi H, Peloquin C, et al. Secular trend of adhesive capsulitis. Arthritis Care Res (Hoboken). 2011;63:1571–5. https://doi.org/10.1002/acr.20590.

[2] Hsu JE, Anakwenze OA, Warrender WJ, Abboud JA. Current review of adhesive capsulitis. J Shoulder Elbow Surg. 2011;20:502–14. https://doi. org/10.1016/j.jse.2010.08.023.

[3] Itoi E, Arce G, Bain GI, et al. Shoulder stiffness: current concepts and concerns. Arthroscopy. 2016;32:1402–14. https://doi.org/10.1016/j.arthro.2016.03.024.

[4] Lafosse L, Boyle S, Kordasiewicz B, et al. Arthroscopic arthrolysis for recalcitrant frozen shoulder: a lateral approach. Arthroscopy. 2012;28:916–23. https://doi.org/10.1016/j.arthro.2011.12.014.

[5] Tauro JC. Stiffness and rotator cuff tears: incidence, arthroscopic findings, and treatment results. Arthroscopy. 2006;22:581–6. https://doi. org/10.1016/j.arthro.2006.03.004.

[6] Audige L, Blum R, Müller AM, et al. Complications following arthroscopic rotator cuff tear repair: a systematic review of terms and definitions with focus on shoulder stiffness. Orthop J Sports Med. 2015;3:2325967115587861. https://doi.org/10.1177/2325967115587861.

[7] Huberty DP, Schoolfield JD, Brady PC, et al. Incidence and treatment of postoperative stiffness following arthroscopic

rotator cuff repair. Arthroscopy. 2009;25:880–90. https://doi.org/10.1016/j. arthro.2009.01.018.

[8] Ueda Y, Sugaya H, Takahashi N, et al. Rotator cuff lesions in patients with stiff shoulders: a prospective analysis of 379 shoulders. J Bone Joint Surg. 2015;97:1233–7. https://doi.org/10.2106/ JBJS.N.00910.

[9] Fu T, Xia C, Li Z, Wu H. Surgical versus conservative treatment for displaced proximal humeral fractures in elderly patients: a meta-analysis. Int J Clin Exp Med. 2014;7:4607–15.

[10] Levy O, Webb M, Even T, et al. Arthroscopic capsular release for posttraumatic shoulder stiffness. J Shoulder Elbow Surg. 2008;17:410–4. https://doi. org/10.1016/j.jse.2007.11.014.

[11] Holloway GB, Schenk T, Williams GR, et al. Arthroscopic capsular release for the treatment of refractory postoperative or post-fracture shoulder stiffness. J Bone Joint Surg Am. 2001;83-A:1682–7.

[12] Rouleau DM, Hebert-Davies J, Robinson CM. Acute traumatic posterior shoulder dislocation. J Am Acad Orthop Surg. 2014;22:145–52. https://doi. org/10.5435/JAAOS-22-03-145.

[13] Van Tongel A, Karelse A, Berghs B, et al. Posterior shoulder instability: current concepts review. Knee Surg Sports Traumatol Arthrosc. 2010;19:1547–53. https://doi.org/10.1007/s00167-010-1293-z.

[14] Flannery O, Mullett H, Colville J. Adhesive shoulder capsulitis: does the timing of manipulation influence outcome? Acta Orthop Belg. 2007;73:21–5.

[15] Vastamäki H, Varjonen L, Vastamäki M. Optimal time for manipulation of frozen shoulder may be between 6 and 9 months. Scand J Surg. 2015;104:260–6. https:// doi. org/10.1177/1457496914566637.

[16] Sabat D, Kumar V. Early arthroscopic release in stiff shoulder. Int J Shoulder Surg. 2008;2:36–40. https:// doi. org/10.4103/0973-6042.40455.

[17] Sabzevari S, Kachooei AR, Giugale J, Lin A. One-stage surgical treatment for concomitant rotator cuff tears with shoulder stiffness has comparable results with isolated rotator cuff tears: a systematic review. J Shoulder Elbow Surg. 2017;26:e252–8. https://doi. org/10.1016/j.jse.2017.03.005.

[18] Tsai M-J, Ho W-P, Chen C-H, et al. Arthroscopic extended rotator interval release for treating refractory adhesive capsulitis. J Orthop Surg. 2017;25:230949901769271. https:// doi. org/10.1177/2309499017692717.

[19] Ide J, Takagi K. Early and long-term results of arthroscopic treatment for shoulder stiffness. J Shoulder Elbow Surg. 2004;13:174–9. https://doi. org/10.1016/j.jse.2003.11.001.

[20] Le Lievre HMJ, Murrell GAC. Long-term outcomes after arthroscopic capsular release for idiopathic adhesive capsulitis. J Bone Joint Surg. 2012;94:1208–16. https://doi. org/10.2106/JBJS.J.00952.

[21] Baums MH, Spahn G, Nozaki M, et al. Functional outcome and general health status in patients after arthroscopic release in adhesive capsulitis. Knee Surg Sports Traumatol Arthrosc. 2007;15:638–44. https:// doi. org/10.1007/s00167-006-0203-x.

[22] Smith CD, Hamer P, Bunker TD. Arthroscopic capsular release for idiopathic frozen shoulder with intra-articular injection and a controlled manipulation. Ann R Coll Surg Engl. 2014;96:55–60. https://doi.org/10. 1308/003588414X13824511650452.

[23] Jerosch J, Nasef NM, Peters O, Mansour AMR. Mid-term results following arthroscopic capsular release in patients with primary and secondary adhesive shoulder capsulitis. Knee Surg Sports Traumatol Arthrosc. 2013;21:1195–202. https://doi.org/10.1007/ s00167-012-2124-1.

[24] Elhassan B, Ozbaydar M, Massimini D, et al. Arthroscopic capsular release for refractory shoulder stiffness: a critical analysis of effectiveness in specific etiologies. J Shoulder Elbow Surg. 2010;19:580–7. https://doi.org/10.1016/j.jse.2009.08.004.

[25] Cho C-H, Kim D-H, Lee Y-K. Serial comparison of clinical outcomes after arthroscopic capsular release for refractory frozen shoulder with and without diabetes. Arthroscopy. 2016;32:1515–20. https://doi. org/10.1016/j.arthro.2016.01.040.

[26] Cinar M, Akpinar S, Derincek A, et al. Comparison of arthroscopic capsular release in diabetic and idiopathic frozen shoulder patients. Arch Orthop Trauma Surg. 2010;130:401–6. https://doi.org/10.1007/ s00402-009-0900-2.

[27] Ogilvie-Harris DJ, Biggs DJ, Fitsialos DP, MacKay M. The resistant frozen shoulder. Manipulation ver- sus arthroscopic release. Clin Orthop Relat Res. 1995:238–48.

[28] Sheridan MA, Hannafin JA. Upper extremity: emphasis on frozen shoulder. Orthop Clin North Am. 2006;37:531–9. https://doi.org/10.1016/j. ocl.2006.09.009.

[29] Boyle-Walker KL, Gabard DL, Bietsch E, et al. A profile of patients with adhesive capsulitis. J Hand Ther. 1997;10:222–8.

[30] Bigliani LU, Dalsey RM, McCann PD, April EW. An anatomical study of the suprascapular nerve. YJARS. 1990;6:301–5.

[31] Price MR, Tillett ED, Acland RD, Nettleton GS. Determining the relationship of the axillary nerve to the shoulder joint capsule from an arthroscopic perspective. J Bone Joint Surg Am. 2004;86-A:2135–42.

[32] Yoo JC, Kim JH, Ahn JH, Lee SH. Arthroscopic perspective of the axillary nerve in relation to the glenoid and arm position: a cadaveric study. Arthroscopy. 2007;23:1271–7. https://doi.org/10.1016/j. arthro.2007.07.011.

[33] Harryman DT, Matsen FA, Sidles JA. Arthroscopic management of refractory shoulder stiffness. YJARS. 1997;13:133–47.

[34] Jerosch J, Aldawoudy AM. Chondrolysis of the glenohumeral joint following arthroscopic capsular release for adhesive capsulitis: a case report. Knee Surg Sports Traumatol Arthrosc. 2007;15:292–4. https:// doi.org/10.1007/s00167-006-0112-z.

[35] Kim Y-S, Lee H-J, Park I-J. Clinical outcomes do not support arthroscopic posterior capsular release in addition to anterior release for shoulder stiffness. Am J Sports Med. 2014;42:1143–9. https://doi. org/10.1177/0363546514523720.

[36] Snow M, Boutros I, Funk L. Posterior arthroscopic capsular release in frozen shoulder. Arthroscopy. 2009;25:19–23. https://doi.org/10.1016/j. arthro.2008.08.006.

[37] Chen J, Chen S, Li Y, et al. Is the extended release of the inferior glenohumeral ligament necessary for frozen shoulder? Arthroscopy. 2010;26:529–35. https:// doi.org/10.1016/ j.arthro.2010.02.020.

[38] Nicholson GP. Arthroscopic capsular release for stiff shoulders: effect of etiology on outcomes. Arthroscopy. 2003;19:40–9. https://doi.org/10.1053/ jars.2003.50010.

[39] Watson L, Dalziel R, Story I. Frozen shoulder: a 12-month clinical outcome trial. J Shoulder Elbow Surg. 2000;9:16–22.

[40] Loew M, Heichel TO, Lehner B. Intraarticular lesions in primary frozen shoulder after manipulation under general anesthesia. J Shoulder Elbow Surg. 2005;14:16–21. https:// doi.org/10.1016/j. jse.2004.04.004.

[41] Mukherjee RN, Pandey RM, Nag HL, Mittal R. Frozen shoulder: a prospective randomized clinical trial. WJO. 2017;8:394–7. https://doi.org/10.5312/ wjo.v8.i5.394.

[42] Gobezie R, Pacheco IH, Petit CJ, Millett PJ. Dislocation and instability after arthroscopic capsular release for refractory frozen shoulder. Am J Orthop. 2007;36:672–4.

[43] Trsek D, Cicak N, Zunac M, Klobucar H. Functional results and patient satisfaction after arthroscopic capsular release of idiopathic and post-traumatic stiff shoulder. Int Orthop (SICOT). 2014;38:1205–11. https://doi.org/10.1007/s00264-014-2283-4.

第 4 章　肩锁关节稳定手术并发症
Complications in AC Joint Stabilization

Richard L. Auran　Evan S. Lederman　Reuben Gobezie　著

关节镜手术为肩锁关节脱位（最常见）、锁骨远端骨溶解和肩锁关节炎等肩锁关节（acromioclavicular joint，ACJ）疾病提供了一种有效和微创的外科治疗方法。关节镜手术的应用并非没有并发症，对于这类手术，骨科医生需要认识并适当处理其特有的并发症。本章旨在介绍 ACJ 损伤后手术修复的常见并发症和处理技巧。

一、术前评估（手术指征）

ACJ 损伤相对常见，占所有肩部周围损伤的 9%。20 多岁的男性运动员是 ACJ 受累患者中较常见的人群[1]，ACJ 分离和脱位是这类人群最常见的急性问题，需要评估和治疗。人们普遍认为，Rockwood Ⅰ型和Ⅱ型 ACJ 脱位是非手术治疗的最佳类型，而Ⅳ～Ⅵ型 ACJ 脱位需要手术干预才能获得可接受的结果。Ⅲ型损伤的处理目前仍然存在争议。

当需要手术干预时，骨科医生有许多可选的治疗方案，这些治疗 ACJ 损伤的治疗方式在文献上均有报道[2]，包括关节镜和开放手术，但都没有统一的"金标准"。据报道，开放手术和关节镜手术治疗的结果与并发症发生率相

近[3]。关节镜手术最显著的好处在于切口小、软组织损伤小、深部结构视野更佳，以及如果存在相关疾病可同时治疗等[4]。ACJ 重建手术的并发症在很大程度上与所采用的技术有关，无论是在关节镜下还是在开放手术中，并发症都是相似的。

一般来说，手术治疗维持 ACJ 稳定包括固定锁骨和喙突、修复或重建 ACJ 韧带、修复三角肌斜方肌筋膜。可用的固定技术及装置有很多，包括缝合线、螺钉、微型钢板或接骨板，并且也经常使用肌腱移植物来增强其稳定性。最常见的自体肌腱或同种异体肌腱（如股薄肌、半腱肌或掌长肌肌腱）[5-7]均可被用于解剖或非解剖方式以维持 ACJ 或喙锁间隙之间的稳定。

关节镜下修复和重建 ACJ 的并发症发生率为 13%～27%，在不同的手术固定方法中发生率基本一致。最常见的并发症包括喙锁（cora colavicular，CC）韧带钙化（32%）、肩痛（27%）、复位失败（27%）、骨折（5%）和浅表感染（4%）[8-11]。其中许多并发症可能发生在术后不同的时间点，并不会严格地出现在特定的术后时间窗。因此，外科医生有责任识别并发症，尽可能地避免并发症，并了解下一步的治疗步骤，同时必须确定并发症的原因，以便在

翻修过程中进行处理。最终目标仍然是治疗后达到肩痛缓解或消失，同时也具有良好的力量和活动范围，文献中有几种翻修手术可以帮助实现这一目标。

二、术中并发症

ACJ 修复相关最具挑战性的并发症之一即喙突或锁骨骨折。术中如果发生这样的骨折，要求术者在手术期间从根本上改变他们的治疗计划。约 5.3% 的手术需要在喙突底部或锁骨远端钻取隧道，这会导致医源性骨折[10]。在钻取喙突和锁骨隧道时必须小心，尽可能增大骨隧道之间的距离，并将隧道选取在离骨缘尽可能远的地方，此做法可将骨折的风险降到最低[12]。锁骨隧道之间的间距超过 20mm，隧道与锁骨远端之间的距离超过 10mm 将最大限度地降低锁骨骨折的风险[13]。较小的喙突隧道也可以降低骨折的风险[14]。喙突骨折比锁骨骨折更常见。

锁骨骨折可用锁骨钢板固定。喙突骨折需要一期固定或锁骨钩状钢板固定。钩状钢板需要在愈合后分阶段取出，外科医生必须意识到肩峰骨折的并发症已有报道[15]（图 4-1）。这些骨折普遍发生在手术后，然而这些损伤的处理仍然相似。在这种情况下，通过喙锁韧带重建来稳定 ACJ 更具挑战性，但是仍然有一些锁骨固定到肩胛骨的手术方式。在喙锁韧带翻修重建中，喙突旁路手术已被用于治疗喙突骨折或喙突闭锁不全。在这一过程中，在喙骨基底部下方的肩胛体上钻入一条骨隧道。肌腱移植物穿过这个隧道，然后肌腱的游离端绕过或穿过

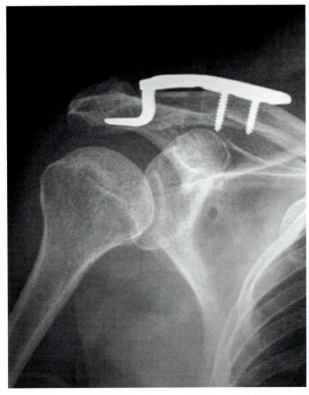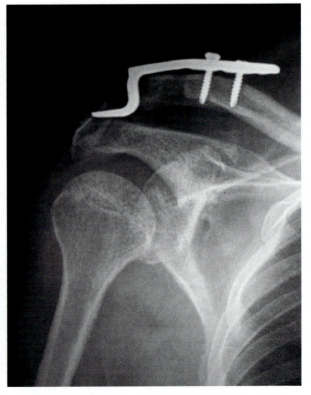

▲ 图 4-1　肩锁关节分离Ⅲ度使用钩状钢板固定。术后 3 个月内固定装置移位，其外侧部分刺穿肩峰，并且内固定松动

锁骨的隧道[16]。

　　通常结合锁骨钩状钢板，也可以考虑复位喙突骨折块并用螺钉固定。有研究者通过术中透视使用临时克氏针同时穿过喙突和肩胛骨体、颈部固定，然后再将空心螺钉穿过导丝进行最终固定[17]。使用此方式时，如果螺钉固定牢固，可以考虑在喙突周围绕过一圈肌腱移植物或线带，以固定和稳定锁骨。据报道，喙突骨折愈合率非常高[18]，如果固定强度不确定，这种损伤可以分两个阶段处理。可在影像学结果确认 ACJ 愈合并稳定后，再二期固定喙突骨折。

三、术后近期并发症

　　关节镜治疗 ACJ 术后的浅表感染是手术后近期内最常见的并发症之一。据报道，根据对多项研究的综合分析，3.8% 的患者会发生这种情况，并且可以用短期口服抗生素成功治疗[10]。单独使用药物治疗未能解决而最终需要手术移除内置物，并对关节内间隙进行冲洗和清创的浅表感染的研究报道非常少[19]。关节深部感染是手术的一种风险，但在文献中并未频繁报道。所有深部感染病例均需清除异物，并对关节腔进行清创。关于关节镜和器械的一般常见并发症，将在其他章节中介绍。

四、术后中期并发症

　　在 ACJ 修复后有 26.8% 的病例出现内固定松动[10]。在单独使用同种异体肌腱或自体肌腱治疗慢性 ACJ 损伤后，X 线显示 ACJ 复位不良的并发症更为常见[12]。多项研究的综合分析显

示，复位失败的平均时间为 7 周，这种失败更多是由缝合线断裂引起的，而不是由内固定松动引起的[10, 20]。虽然影像学发现的复位失败并不总是与临床不良结局一致，但已有研究表明，这种并发症与术后评估的 Constant 评分中疼痛和活动评分较低相关[11]。由移植物或缝合线断裂导致的固定松动可以在翻修手术中再次使用同样的技术，而纽扣钢板移位导致的固定失效再次翻修时则需评估剩余骨量（图 4-2）。骨坏死或内固定拔出通常是因为隧道错位，并可以通过严格地遵循手术技术来避免。关节镜下治疗并维持 ACJ 稳定的一个难点是用钻孔导向器复位关节的同时钻取锁骨和喙突隧道。用这种常见的技术来选择合适的钻孔位置会是一个挑战[21]。使用较小的钻孔或单独钻取喙突和锁骨可以减少错位。

　　ACJ 手术固定后疼痛是文献中最常见的并发症之一。导致这些患者疼痛的原因和潜在因素各不相同。最常见的情况是植入物突起或缝合线继发的局部刺激，据报道，25%～39% 的

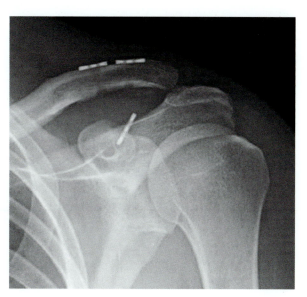

▲ 图 4-2　肩锁关节分离 III 度使用带线纽扣钢板固定，喙突端钢板刺穿喙突

病例会发生此种并发症[11, 19, 22]。疼痛也可能继发于修复过程中解剖结构恢复不充分。ACJ 过高、过低或复位丢失是很常见的情况。如果缝合线或移植物放置不当，无论是在非解剖重建过程中，还是在骨隧道放置不当的情况下，垂直稳定性都可恢复，而前后不稳定则仍然存在[23]（图 4-3）。

喙锁韧带残端钙化是 ACJ 损伤手术修复后的另一个常见并发症。31.6% 的病例会发生这种情况[10]，通常在术后 6 个月内出现，并在此时间点后保持稳定。对于 X 线检查中偶然发现的钙化，不需要干预。虽然不常见，但钙化会引起疼痛或限制运动，可能需要切除。在钙化韧带切除过程中，必须注意不要滥用修复指征。

五、术后远期并发症

关于关节镜下修复和重建 ACJ 的远期并发症的文献报道非常有限。手术后几年最常见的

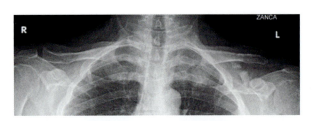

▲ 图 4-3　由骨隧道错位导致自体移植物及缝合线重建肩锁关节后失效，注意沿着自体移植物的异位骨化情况变化

并发症是复位失败和内固定松动。锁骨远端骨溶解或 ACJ 关节炎可被视为这些损伤和手术的远期后果。这些情况是由 ACJ 处的反复微动引起的，并给患者带来疼痛。治疗包括日常活动控制调整、非甾体抗炎药、注射和锁骨远端切除。

也许最具挑战性且我们知之甚少的并发症是水平方向的不稳定。大多数描述的 ACJ 修复技术只涉及喙锁间稳定。这些修复方式可能无法保证恢复水平方向的稳定性。至少，为了防止水平方向的不稳定，锁骨远端应该保留，而不是常规切除[24]。另外，ACJ 韧带也应该修复。对于治疗失败或慢性不稳定的 ACJ 伴水平方向不稳定，外科医生应考虑直接修复、置入内固定维持稳定或使用移植物增强 ACJ 韧带[25]。

结论

随着我们对并发症的了解更深，外科医生可以通过正确掌握外科重建的技术方面来更好地避免这些潜在的问题。术前评估和计划是关节镜下修复重建 ACJ 并发症的关键阶段。明确失败的方式是至关重要的，因为它可以采用战略性的方法来处理原始损伤并确定失败的复杂因素。恢复一个稳定的、有功能的、无痛的肩膀仍然是 ACJ 手术干预的总体目标。掌握本章所述技术的实用知识和技能将有助于外科医生处理这些疑难损伤。

参考文献

[1] Lemos MJ. The evaluation and treatment of the injured acromioclavicular joint in athletes. Am J Sports Med. 1998;26(1):137–44.

[2] Geaney LE, Miller MD, Ticker JB, Romeo AA, Guerra JJ, et

al. Management of the failed AC joint reconstruction: causation and treatment. Sports Med Arthrosc Rev. 2010;18(3):167–72. https://doi. org/10.1097/JSA.0b013e3181eaf6f7.

[3] Helfen T, Siebenbürger G, Ockert B, Haasters F. Therapy

of acute acromioclavicular joint instability: meta-analysis of arthroscopic/minimally invasive versus open procedures. Unfallchirurg. 2015;118(5):415–26. https://doi.org/10.1007/s00113-015-0005-z.

[4] Tischer T, Salzmann GM, El-Azab H, Vogt S, Imhoff AB. Incidence of associated injuries with acute acromioclavicular joint dislocations types III through V. Am J Sports Med. 2009;37(1):136–9. https://doi. org/10.1177/0363546508322891.

[5] Pühringer N, Agneskirchner J. Arthroscopic technique for stabilization of chronic acromioclavicular joint instability with coracoclavicular and acromioclavicular ligament reconstruction using a gracilis tendon graft. Arthrosc Tech. 2017;6(1):e175–81. https://doi. org/10.1016/j.eats.2016.09.036.

[6] Tauber M, Gordon K, Koller H, Fox M, Resch H. Semitendinosus tendon graft versus a modified Weaver-Dunn procedure for acromioclavicular joint reconstruction in chronic cases: a prospective comparative study. Am J Sports Med. 2009;37(1):181–90. https://doi.org/10.1177/0363546508323255.

[7] Kocaoglu B, Ulku TK, Gereli A, Karahan M, Türkmen M. Palmaris longus tendon graft versus modified Weaver-Dunn procedure via dynamic button system for acromioclavicular joint reconstruction in chronic cases. J Shoulder Elbow Surg. 2017;26(9):1546–52. https://doi.org/10.1016/j.jse.2017.01.024.

[8] van Bergen CJA, van Bemmel AF, Alta TDW, van Noort A. New insights in the treatment of acromioclavicular separation. World J Orthop. 2017;8(12):861–73. https://doi.org/10.5312/wjo.v8.i12.861.

[9] Warth RJ, Martetschläger F, Gaskill TR, Millet PJ. Acromioclavicular joint separations. Curr Rev Musculoskelet Med. 2013;6(1):71–8. https://doi. org/10.1007/s12178-012-9144-9.

[10] Woodmass JM, Esposito JG, Ono Y, Nelson AA, Boorman RS, et al. Complications following arthroscopic fixation of acromioclavicular separations: a systematic review of the literature. Open Access J Sports Med. 2015;6:97–107. https://doi. org/10.2147/OAJSM.S73211.

[11] Clavert P, Meyer A, Boyer P, Gastaud O, Barth J, et al. Complication rates and types of failure after arthroscopic acute acromioclavicular dislocation fixation: prospective multicenter study of 116 cases. Orthop Traumatol Surg Res. 2015;101(8 Suppl):S313–6. https://doi.org/10.1016/j.otsr.2015.09.012.

[12] Milewski MD, Tompkins M, Giugale JM, Carson EW, Miller MD, Diduch DR. Complications related to anatomic reconstruction of the coracoclavicular ligaments. Am J Sports Med. 2012;40(7):1628–34. https://doi.org/10.1177/0363546512445273.

[13] Carofino BC, Mazzocca AD. The anatomic coracoclavicular ligament reconstruction: surgical technique and indications. J Shoulder Elbow Surg. 2010;19(2 Suppl):37–46. https://doi.org/10.1016/j.jse.2010.01.004.

[14] Martetschläger F, Saier T, Weigert A, Herbst E, Winkler M, et al. Effect of coracoid drilling for acromioclavicular joint reconstruction techniques on coracoid fracture risk: a biomechanical study. Arthroscopy. 2016;32(6):982–7. https://doi. org/10.1016/j.arthro.2015.11.049.

[15] Kienast B, Thietje R, Queitsch C, Gille J, Schulz AP, Meiners J. Mid-term results after operative treatment of rockwood grade III-V acromioclavicular joint dislocations with an AC-hook-plate. Eur J Med Res. 2011;16(2):52–6.

[16] Virk MS, Lederman E, Stevens C, Romeo AA. Coracoid bypass procedure: surgical technique for coracoclavicular reconstruction with coracoid insufficiency. J Shoulder Elbow Surg. 2017;26(4):679–86. https://doi.org/10.1016/j.jse.2016.09.031.

[17] Kawasaki Y, Hirano T, Miyatake K, Fujii K, Takeda Y. Safety screw fixation technique in a case of coracoid base fracture with acromioclavicular dislocation and coracoid base cross-sectional size data from a computed axial tomography study. Arch Orthop Trauma Surg. 2014;134(7):913–8. https://doi.org/10.1007/s00402-014-1995-7.

[18] Ogawa K, Matsumura N, Ikegami H. Coracoid fractures: therapeutic strategy and surgical outcomes. J Trauma Acute Care Surg. 2012;72(2):E20–6.

[19] Salzmann GM, Walz L, Buchmann S, Glabgly P, Venjakob A, Imhoff AB. Arthroscopically assisted 2-bundle anatomical reduction of acute acromioclavicular joint separations. Am J Sports Med. 2010;38(6):1179–87. https://doi.org/10.1177/0363546509355645.

[20] Cook JB, Shaha JS, Rowles DJ, Bottoni CR, Shaha SH, Tokish JM. Early failures with single clavicular transosseous coracoclavicular ligament reconstruction. J Shoulder Elbow Surg. 2012;21(12):1746–52. https://doi.org/10.1016/j.jse.2012.01.018.

[21] Coale RM, Hollister SJ, Dines JS, Allen AA, Bedi A. Anatomic considerations of transclavicular-transcoracoid drilling for coracoclavicular ligament reconstruction. J Shoulder Elbow Surg. 2013;22(1):137–44. https://doi.org/10.1016/j. jse.2011.12.008.

[22] Scheibel M, Dröschel S, Gerhardt C, Kraus N. Arthroscopically assisted stabilization of acute high-grade acromioclavicular joint separations. Am J Sports Med. 2011;39(7):1507–16. https://doi.org/10.1177/0363546511399379.

[23] Mazzocca AD, Santangelo SA, Johnson ST, Rios CG, Dumonski ML, Arciero RA. A biomechanical evaluation of an anatomical coracoclavicular ligament reconstruction. Am J Sports Med. 2006;34(2):236–46.

[24] Beitzel K, Sablan N, Chowaniec DM, Obopilwe E, Cote MP, et al. Sequential resection of the distal clavicle and its effects on horizontal acromioclavicular joint translation. Am J Sports Med. 2012;40(3):681–5. https://doi.org/10.1177/0363546511428880.

[25] Dyrna FGE, Imhoff FB, Voss A, Braun S, Obopilwe E, et al. The integrity of the acromioclavicular capsule ensures physiological centering of the acromioclavicular joint under rotational loading. Am J Sports Med. 2018;46(6):1432–40. https://doi.org/10.1177/0363546518758287.

第5章 肩关节不稳软组织修复手术并发症
Complications of Soft Tissue Repair Techniques for Shoulder Instability

Rupert Meller　Nael Hawi　著

肩关节前脱位是 16—60 岁患者常见的损伤。高达 60% 的患者在非手术治疗后会产生肩关节复发性不稳和功能障碍[1]。最佳的手术方案仍有争议，并取决于不同的情况。由于关节镜技术的发展，开放或关节镜下肩关节稳定手术的结果是相似的[2]。诊断的关键是确定关节盂和肱骨是否有显著的骨丢失。在有明显骨缺损的病例中，关节镜下软组织修复后的复发率可达 67%[2, 3]。

软组织修复技术中的所有并发症都可能发生在肩关节前方（前方 Bankart 修复）和后方（后方 Bankart 修复）及关节囊紧缩技术中。

一、术前评估（手术指征）

简要采集病史、体格检查和影像学资料分析是必不可少的，可以防止治疗早期阶段并发症的发生。做出正确的诊断是必需的。例如，如果根本没有解剖结构的问题，患者表现出所谓的"功能不稳"，那么任何类型的手术均为禁忌。严格地说，治疗肩关节不稳的第一个可能并发症是误诊，然后错误地将本应非手术治疗的患者进行了手术。

肩关节不稳的类型有许多种，必须明确是否存在解剖结构的损伤。Stanmore 系统非常有助于对所有肩关节不稳的患者进行分类。下一步将是量化（和分类）具体解剖结构的损伤。许多分类系统用于软组织或骨性病变。

根据确切的诊断（明确受影响的解剖结构，以及其病变数量），可以为每个患者制订最合适的治疗方案。与复发不稳相关的最重要个体因素是患者的年龄。

为了预防任何类型的术前并发症（适应证），下文总结了最重要的不稳的概念和需要考虑的参数。

（一）肩关节不稳类型：Stanmore 分类

肩关节不稳的诊断本质上是非常复杂和多样的。不同的分类系统也证实了这一点。Stanmore 分类根据不稳定的原因划分出 3 种肩关节不稳类型[4]。

• Polar Ⅰ型：由创伤引起的不稳定和盂肱关节结构损伤，导致肩部不稳。

• Polar Ⅱ型：稳定结构缺失（关节囊功能不全或关节盂凹陷减少）导致肩关节不稳，其发生不一定有相关联的创伤[5, 6]。

• Polar Ⅲ型：肩关节不稳不是由于结构缺陷，而是与肩袖和肩部周围肌肉[4]的异常相关。

目前共识认为 Polar Ⅲ 型的患者不会从手术中获益，如果未能诊断出来，并且在这种情况下进行手术可能会导致灾难性的结果[4, 7]。最近的研究表明，电刺激肩袖和肩部周围肌肉的非手术治疗可能是一种更合适和成功的方法[8]。

（二）软组织病变类型：Baker 分类

关于肩关节不稳的软组织修复手术，Baker 等提出了一个非常有价值的概念，即第一次创伤性脱位后损伤的结构到底是什么？在早期关节镜检查的肩关节中，这些患者可以分为 3 组：第 1 组只有关节囊撕裂，第 2 组有部分盂唇分离，第 3 组有完全的盂唇撕裂[9]。

（三）年龄

Kralinger 等评估了首次肩关节前脱位复发率的相关风险，发现年龄为 21—30 岁是唯一与复发相关的因素。作者的结论是，这一年龄组的患者若参与高危运动活动，则应该接受基本的肩关节稳定性手术[10]。Hovelius 等在他们随访 25 年的前瞻性研究中发现，在 12—25 岁的患者中，有 50% 非手术治疗的首次肩关节前脱位患者没有复发，或者随着时间的推移变得稳定[11]。

（四）肩关节盂骨丢失

骨丢失被认为是关节镜下稳定手术后复发不稳的一个影响因素。Itoi 等表明，骨缺损宽度超过盂长 21% 的患者，在关节镜下稳定手术后可能会遗留不稳[12]。最近，Shin 等[13] 认为其临界值或许低至 17%。在身体要求很高的碰撞运动员人群中，Nakagawa 等的研究认为，英式橄榄球运动员可能不能容忍任何骨缺损[14]。

（五）肱骨骨丢失

肱骨侧的骨丢失也是导致修复后复发性不稳的一个因素。在外旋运动[3]中，超过肱骨周长 20% 的 Hill-Sachs 损伤很可能在肩关节盂前缘发生咬合。在这些情况下，Remplissage 手术可能是避免咬合[15]的一种选择。

（六）肩关节盂轨道的概念

Yamamoto 等建立了肩关节盂轨道的概念，即肩关节盂与肱骨头在外展、外旋和水平前屈中的接触。通常认为肩关节盂轨道约为肩关节盂宽度的 84%，在肩关节盂骨丢失的情况下，关节盂宽度变小。如果 Hill-Sachs 损伤延伸超过关节盂内侧边缘，则有咬合的风险，这种情况被定义为"不在轨"损伤。如果 Hill-Sachs 损伤没有延伸到盂的边缘，则被定义为"在轨"[16, 17]损伤。这可基于 CT 进行测量，但也可以通过关节镜下完成。

如何确定患者的肩关节盂轨道[17]（图 5-1）？

- 第一步：测量肩关节盂下部的直径（D），使用三维 CT 的肩关节盂正视图。
- 第二步：测量前肩关节盂骨丢失的宽度（d）。
- 第三步：计算肩关节盂轨道（GT），公式为 GT=0.83 × D-d。
- 第四步：使用三维 CT 测量 Hill-Sachs 间隔（HSI），即 Hill-Sachs（HS）损伤的宽度加上肩袖止点和 Hill-Sachs 损伤外侧之间骨桥（BB）的宽度，公式为 HSI=HS+BB。
- 第五步："在轨"对应非咬合，即 HSI<GT；"不在轨"则对应于有咬合的风险，即 HSI>GT（图 5-1）。

（七）不稳严重程度评分

Balg 和 Boileau 建立了不稳严重程度评分（Instability Severity Index Score，ISIS），评估关节镜修复术后再发不稳的可能性。作者报道称，评为 7 分或更高时有 70% 的复发风险，而 6 分或以下的复发风险只有 10%[18]。此外，Phadnis 等在 2015 年发表的研究中认为，其评分的临界值应该为 4 分或更高（表 5-1）[19]。

二、术前准备期并发症（外科）

肩关节不稳需要软组织修复时必须考虑以下几个因素，以安全地完成关节镜手术：患者的最佳体位是什么？应该使用哪些植入物和器械？完成软组织修复所需的锚钉数量为多少，以及放置位置如何？完美的针距如何配置？很多问题可能发生，其中大多数将很容易解决，但有些甚至可能影响患者的远期预后。

有一类手术并发症的原因是术前诊断错误，使得外科医生在术中面临一个意想不到的情况：要么关节镜发现的情况"根本无需"软组织修复（Buford 复合体），要么关节镜发现的情况比预期更糟糕。如果已经没有盂唇组织与关节盂连续，在术前知情同意时告知术中可能更改为骨性手术，或许可以更好地应对这种情况。

下文介绍了文献中已被证实可以降低并发症发生率的理念。

（一）患者体位

关节镜下稳定手术可在侧卧位或沙滩椅位进行。在这两个体位均可获得良好的结果，最终的选择基于外科医生的经验和习惯[20]。

表 5-1　ISIS 术前调查表、临床检查、X 线[18]

预后因素	得　分
20 岁或更年轻	2
竞技体育	2
对抗性运动或强力过顶运动	1
肩关节过度松弛（前或下）	1
在外旋位的正位片上可见 Hill-Sachs 损伤	2
正位片上可见肩关节盂骨缺损	2
合计（分）	10

ISIS. 不稳严重程度评分

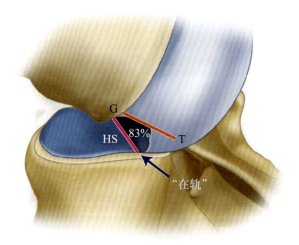
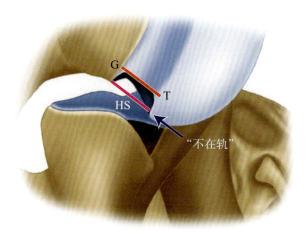

▲ 图 5-1　"在轨""不在轨"示例

（二）手术技术（病例 1、病例 3 和病例 4）

通过诊断性关节镜探查，应评估盂唇、关节囊、肩袖、肱二头肌腱鞘、肱骨头（Hill-Sachs 损伤）和软骨。作为一种诊断的方法，可以尝试进行负载 - 移位试验（load-shift test）或通过征检查（drive-throngh sigh）。为了描述，肩关节盂被类比为钟面，肩关节盂的最下方代表 6 点钟的位置[21]。

完成入路后，损伤的组织必须得到充分松解。此外，盂缘应充分清理和去骨皮质新鲜化，以确保组织修复后愈合。对于盂唇损伤，应使用软组织抓钳。肩胛下肌纤维的显露表示松解已经足够[21]。

一项生物力学研究对比了锚钉简单缝合、带线锚钉水平褥式缝合、带线锚钉双排简单缝合、无结带线锚钉的缝合效果，4 种方式在 25N 循环加载时位移均小于 2mm。不过，无结方式最终失效时所需负荷明显最小[22]。Ranawat 等进一步研究表明，有结和无结锚钉失效最常发生在缝合线 - 组织界面[23]。

病例 1：关节内的过线器故障

试图穿过左肩关节囊前下方 6 点钟位置时，过线器出现断裂。通过前下入路操作（图 5-2 至图 5-4）。

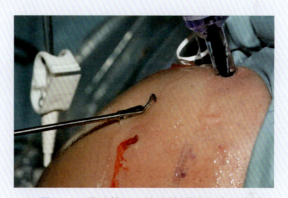

▲ 图 5-3　通过前下入路寻找到缝合钩的尖端

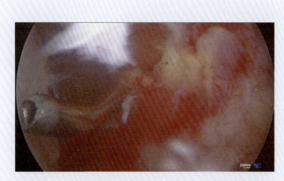

▲ 图 5-2　位于肩关节前下部的过线器远端碎片

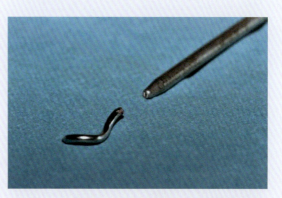

▲ 图 5-4　器械主体与尖端连接处为其断裂部位

通过前上入路可以插入软组织抓钳，从而辅助盂唇组织复位和进一步缝合。为了修复Bankart损伤，锚钉从下往上放置，从5点半钟或6点半钟位置[24]开始并尽可能低。如果视野受到限制，可以从前外侧入路插入镜头，或者使用70°关节镜头。从前方入路插入过线器，将缝合线穿过撕脱的盂唇组织，缝合组织的量除盂唇[21]外，还需要至少1cm的关节囊组织。

关于使用锚钉的数量，Shibata等认为，少于4个锚钉更有可能失败[25]。Boileau认为使用3个或更少锚钉患者的失败风险更高[26]。

（三）锚钉材质和设计（病例2和病例5）

锚钉的设计和材料已经经过多年的改进。金属锚钉与松动及移位有关，也可能导致软骨损伤，并限制了与MRI相关[27]的进一步研究。

使用生物可吸收性锚钉，特别是聚乳酸（PLLA）材质，可发生炎症反应、骨溶解和软骨溶解等并发症。McCarty等报道，在他们的研究中，使用PLLA锚钉的关节镜翻修手术，超过50%的患者存在锚钉碎片，70%的患者存在软骨损伤[28]。Kim等描述了使用生物可吸收锚钉修补肩袖撕裂，囊肿形成率为46.4%[29]。

随着生物复合锚钉的改进，骨溶解和滑膜炎的发生率已经降低[30]。在带来优秀临床结果的同时，Milewski等在他们的研究中描述了6.4%的囊肿形成率和55%的骨道扩大率[31]。

生物稳定型不可吸收性锚钉可以解决降解和骨溶解的问题。然而，材料置入位置的偏倚或断裂有可能导致软骨的损伤[32]。

最近，全软缝合线锚钉被开发出来，已被用于稳定性手术。其优点是减少了骨的去除和占用的关节盂容积。然而，Tompane等最近发表的一项研究显示，肩关节盂盂唇手术后6个月和12个月，骨隧道体积明显增加，作者同时还报道了其比较低的囊肿形成率[33]。

三、术后近期并发症

（一）神经损伤

关节镜下肩关节稳定术的神经损伤并不罕见。然而，Owens等报道，Bankart修复术过程中神经损伤的发生率为0.3%[34]。最常见的损伤是腋神经，因为它走行在肩胛下肌下缘，然后从后方进入四边孔[35]。神经与盂缘的最近点位于下盂缘6点钟方向，可能会在放置锚钉、缝合线或修复关节囊损伤时造成损伤[36]。如果怀疑神经损伤，建议进行肌电图检查。通常在损伤后3～6个月进行外科手术干预，但具体时间在文献中仍存在争议[37]。

（二）感染

据Owens等报道，关节镜下Bankart修复中的感染率为0.22%[34]。关节镜下相关的浅表感染或盂肱关节深部感染都是可能的。因此，预防感染是有必要的，特别是患有糖尿病或特应性皮炎的患者[37]。

如果怀疑感染，进行关节腔穿刺和关节液分析以明确可疑感染。接下来则是口服或静脉注射抗生素，建议首选青霉素类或头孢菌素类抗生素。微生物培养结果报告后必须尽快调整抗生素[38]。如果感染无法控制，建议行关节镜下滑膜切除和引流。Matsuki等并不建议移除锚钉，除非有明显的钉道周围感染[37]。

病例 2：锚钉置入后引起的骨溶解和软骨病变

前下关节盂软骨瓣松动。右肩。该患者在脱位和解剖重建后，右肩持续疼痛。CT 检查显示肩关节骨隧道扩大。MRI 显示软骨和软骨下骨之间有液体浸入，显示软骨表面不稳定（图 5-5 至图 5-9）。

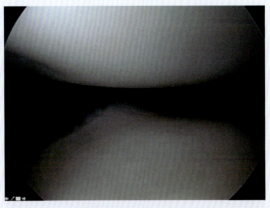

▲ 图 5-7　关节镜观察软骨与软骨下骨在肩关节盂处的分离

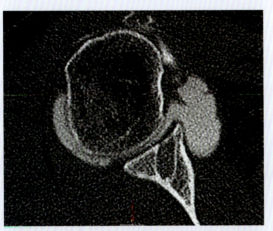

▲ 图 5-5　初次手术后 6 个月进行关节 CT 检查

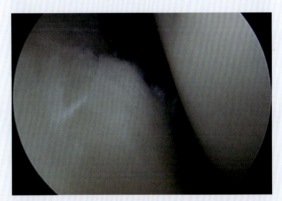

▲ 图 5-8　腰椎穿刺针在肩关节盂软骨和软骨下骨之间

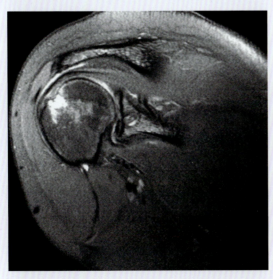

▲ 图 5-6　MRI（质子加权像、脂肪抑制）显示前下方软骨损伤

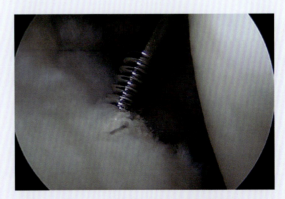

▲ 图 5-9　提起下表面的锚钉缝合线

病例 3：线结问题

在这个患者拟施行常规的前下结构解剖修复。右肩。位于最下方的固定已经完成。在进行第二针缝合的打结过程中，形成了一种锁死的线结结构。缩短线结解决了这一问题（图 5-10 和图 5-11）。

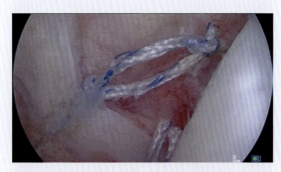
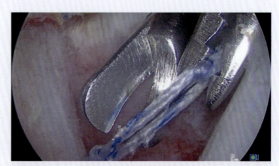

▲ 图 5-10 非直视下的"盲"结可能导致盂肱关节内的缝合线撞击

▲ 图 5-11 将两个结之间的缝合线剪断可以解决这个问题

四、术后中期并发症

（一）术后僵硬

活动度丢失是肩关节稳定术后常见的并发症。除失去活动度外，还会引起疼痛，影响日常生活活动。在这种情况下，物理治疗通常是首选。在严重疼痛的情况下，应考虑关节内注射皮质类固醇激素。大多数患者行保守治疗均有效果。如果超过 6 个月仍不满意，则需关节镜干预，行关节镜下关节囊松解。

如果仅仅是外旋活动度丢失，Ando 等介绍了一种关节镜手术，该手术切除肩袖间隙的瘢痕组织，并从肩胛盂颈前缘松解肩胛下肌肌腱，称为前方横移滑动修复术（restoration of anterior transverse sliding，RATS）[39]。

（二）顽固性疼痛

美国科学院最近的一篇综述研究了肩关节镜相关的并发症，盂唇修复患者的整体并发症发生率接近 6%。最常见的并发症之一是顽固性疼痛[40]。

（三）软骨溶解

软骨溶解的定义是关节软骨的快速破坏。引发或导致其进展的原因可能有几个。一个可能的原因是使用产热器械，这与软骨溶解[41]有关。最近的几项研究分析了因为术后输注局部麻醉药而导致了肱骨软骨溶解。他们的结论是，术后关节内注射局部麻醉药与软骨溶解[42]密切相关。Sugaya 认为，术后应避免通过关节内镇痛泵注射局部麻醉药，以防止盂肱关节软骨

病例 4：缝合操作过程中的意外缝合

这个患者计划解剖修复前下盂唇（左肩）。当通过前下入路获得第二根缝合线时，我们注意到这根缝合线意外穿过了另一根缝合线（图 5-12 和图 5-13）。

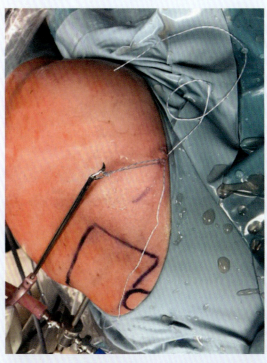

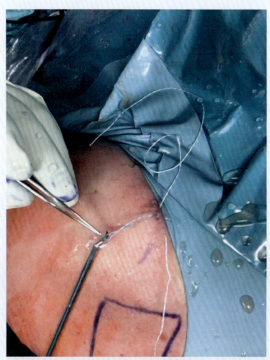

▲ 图 5-12　如果不使用套管，缝合线的管理将变得困难

▲ 图 5-13　可以用钳子将两根线分开。然而，这个问题的出现可能最终导致我们需要增加一个新的缝合锚钉

溶解（Matsuki 和 Sugaya，2015）。因此，术后单次关节内注射或使用关节内镇痛泵已不再受欢迎。

五、术后远期并发症

骨关节炎（病例 6）

此前发表的研究表明，Bankart 修复后骨关节炎的术后发生率高达 26%[43]。Hovelius 等

对初次脱位的患者随访了 10 年，他们报道了 11% 的轻度和 9% 的中度或重度骨关节炎[44]。Franceschi 等分析了 60 例患者的术前和术后 X 线，平均随访 8 年，发现退行性关节疾病的发生率与首次脱位和手术时的年龄较大、首次脱位到施行手术的时间、术前脱位的次数、手术中使用锚钉的数量及手术时盂唇的退变程度等均相关[45]。

病例 5：锚钉失效移位（全缝线锚钉）

这例患者进行了前盂唇的解剖修复。左肩。患者左肩顽固性疼痛。在再次关节镜检查时，锚钉不再附着在肩关节盂上，后通过后下入路从腋隐窝中移除（图 5-14 至图 5-17）。

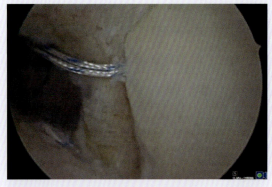

▲ 图 5-14 最初的手术，在 7 点钟和 10 点钟位置用所有的缝合锚钉重新固定唇盂

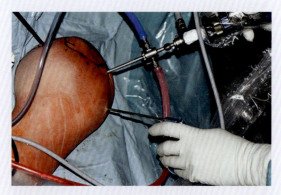

▲ 图 5-16 关节镜监视入路为标准后方入路，通过更低的后外侧入路将缝合材料从腋隐窝中取出

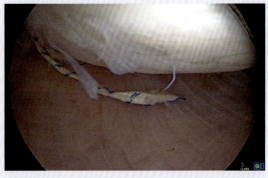

▲ 图 5-15 由于持续疼痛，12 个月后做了翻修手术，关节内发现了松动的锚钉并移除

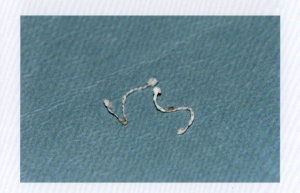

▲ 图 5-17 取出关节内的缝合线残余物

病例 6：不稳定性关节病

这例患者右肩前方盂唇的解剖修复是多年前完成的。患者出现不稳定关节病。在关节镜综合治疗（comprehensive arthroscopic management，CAM）过程中，3 点钟位置的缝合线仍然在位。然而，目前尚不清楚关节病是不稳定的后遗症还是稳定的结果（图 5-18 至图 5-20）。

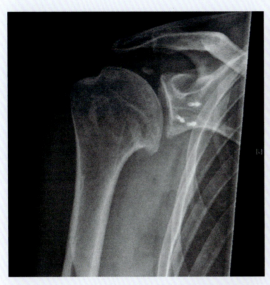
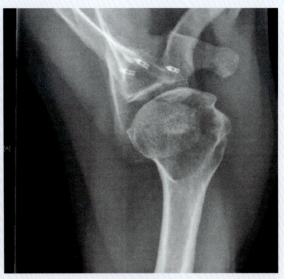

▲ 图 5-18　关节镜下 Bankart 修复术 15 年后盂肱关节骨关节炎

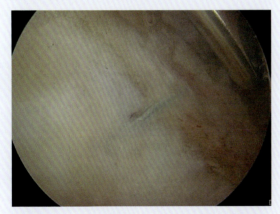

▲ 图 5-19　关节镜探查并综合治疗后，缝合线仍然在位

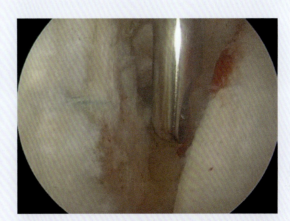

▲ 图 5-20　Bankart 修复术 15 年后盂肱关节晚期骨关节炎

参考文献

[1] Robinson CM, Howes J, Murdoch H, Will E, Graham C. Functional outcome and risk of recurrent instability after primary traumatic anterior shoulder dislocation in young patients. J Bone Joint Surg Am. 2006;88(11):2326–36.

[2] Petrera M, Patella V, Patella S, Theodoropoulos J. A meta-analysis of open versus arthroscopic Bankart repair using suture anchors. Knee Surg Sports Traumatol Arthrosc. 2010;18(12):1742–7.

[3] Burkhart SS, De Beer JF. Traumatic glenohumeral bone defects and their relationship to failure of arthroscopic Bankart repairs: significance of the inverted-pear glenoid and the humeral engaging Hill-Sachs lesion. Arthroscopy. 2000;16(7):677–94.

[4] Jaggi A, Lambert S. Rehabilitation for shoulder instability. Br J Sports Med. 2010;44(5):333–40.

[5] von Eisenhart-Rothe R, Mayr HO, Hinterwimmer S, Graichen H. Simultaneous 3D assessment of glenohumeral shape, humeral head centering, and scapular positioning in atraumatic shoulder instability: a magnetic resonance-based in vivo analysis. Am J Sports Med. 2010;38(2):375–82.

[6] Moroder P, Ernstbrunner L, Pomwenger W, Oberhauser F, Hitzl W, Tauber M, Resch H, Moroder R. Anterior shoulder instability is associated with an underlying deficiency of the bony glenoid concavity. Arthroscopy. 2015;31(7):1223–31.

[7] Takwale VJ, Calvert P, Rattue H. Involuntary positional instability of the shoulder in adolescents and young adults. Is there any benefit from treatment? J Bone Joint Surg Br. 2000;82(5):719–23.

[8] Moroder P, Minkus M, Bohm E, Danzinger V, Gerhardt C, Scheibel M. Use of shoulder pacemaker for treatment of functional shoulder instability: proof of concept. Obere Extrem. 2017;12(2):103–8.

[9] Baker CL, Uribe JW, Whitman C. Arthroscopic evaluation of acute initial anterior shoulder dislocations. Am J Sports Med. 1990;18(1):25–8.

[10] Kralinger FS, Golser K, Wischatta R, Wambacher M, Sperner G. Predicting recurrence after primary anterior shoulder dislocation. Am J Sports Med. 2002;30(1):116–20.

[11] Hovelius L, Olofsson A, Sandstrom B, Augustini BG, Krantz L, Fredin H, Tillander B, Skoglund U, Salomonsson B, Nowak J, et al. Nonoperative treatment of primary anterior shoulder dislocation in patients forty years of age and younger. a prospective twenty-five-year follow-up. J Bone Joint Surg Am. 2008;90(5):945–52.

[12] Itoi E, Lee SB, Berglund LJ, Berge LL, An KN. The effect of a glenoid defect on anteroinferior stability of the shoulder after Bankart repair: a cadaveric study. J Bone Joint Surg Am. 2000;82(1):35–46.

[13] Shin SJ, Kim RG, Jeon YS, Kwon TH. Critical value of anterior glenoid bone loss that leads to recurrent glenohumeral instability after arthroscopic bankart repair. Am J Sports Med. 2017;45(9):1975–81.

[14] Nakagawa S, Mae T, Sato S, Okimura S, Kuroda M. Risk factors for the postoperative recurrence of instability after arthroscopic bankart repair in athletes. Orthop J Sports Med. 2017;5(9):2325967117726494.

[15] Purchase RJ, Wolf EM, Hobgood ER, Pollock ME, Smalley CC. Hill-sachs "remplissage": an arthroscopic solution for the engaging hill-sachs lesion. Arthroscopy. 2008;24(6):723–6.

[16] Yamamoto N, Itoi E, Abe H, Minagawa H, Seki N, Shimada Y, Okada K. Contact between the glenoid and the humeral head in abduction, external rotation, and horizontal extension: a new concept of glenoid track. J Shoulder Elbow Surg. 2007;16(5):649–56.

[17] Di Giacomo G, Itoi E, Burkhart SS. Evolving concept of bipolar bone loss and the Hill-Sachs lesion: from "engaging/ non-engaging" lesion to "on-track/ off-track" lesion. Arthroscopy. 2014;30(1):90–8.

[18] Balg F, Boileau P. The instability severity index score. A simple pre-operative score to select patients for arthroscopic or open shoulder stabilisation. J Bone Joint Surg Br. 2007;89(11):1470–7.

[19] Phadnis J, Arnold C, Elmorsy A, Flannery M. Utility of the instability severity index score in predicting failure after arthroscopic anterior stabilization of the shoulder. Am J Sports Med. 2015;43(8):1983–8.

[20] Frank RM, Saccomanno MF, McDonald LS, Moric M, Romeo AA, Provencher MT. Outcomes of arthroscopic anterior shoulder instability in the beach chair versus lateral decubitus position: a systematic review and meta-regression analysis. Arthroscopy. 2014;30(10):1349–65.

[21] DeFroda S, Bokshan S, Stern E, Sullivan K, Owens BD. Arthroscopic Bankart repair for the management of anterior shoulder instability: indications and outcomes. Curr Rev Musculoskelet Med. 2017;10(4):442–51.

[22] Nho SJ, Frank RM, Van Thiel GS, Wang FC, Wang VM, Provencher MT, Verma NN. A biomechanical analysis of anterior Bankart repair using suture anchors. Am J Sports Med. 2010;38(7):1405–12.

[23] Ranawat AS, Golish SR, Miller MD, Caldwell PE 3rd, Singanamala N, Treme G, Costic R, Hart JM, Sekiya JK. Modes of failure of knotted and knotless suture anchors in an arthroscopic bankart repair model with the capsulolabral tissues intact. Am J Orthop (Belle Mead NJ). 2011;40(3):134–8.

[24] Owens BDGE. Uncomplicated anterior instability: the "simple" arthroscopic Bankart reconstruction. In: Abrams JS, Bell RH, Tokish JM, editors. Advanced reconstruction: shoulder 2. Chicago, IL: AAOS; 2018.

[25] Shibata H, Gotoh M, Mitsui Y, Kai Y, Nakamura H, Kanazawa T, Okawa T, Higuchi F, Shirahama M, Shiba N. Risk factors for shoulder re-dislocation after arthroscopic Bankart repair. J Orthop Surg Res. 2014;9:53.

[26] Boileau P, Villalba M, Hery JY, Balg F, Ahrens P, Neyton L. Risk factors for recurrence of shoulder instability after arthroscopic Bankart repair. J Bone Joint Surg Am. 2006;88(8):1755–63.

[27] Diduch DR, Scanelli J, Tompkins M, Milewski MD, Carson E, Ma SY. Tissue anchor use in arthroscopic glenohumeral surgery. J Am Acad Orthop Surg. 2012;20(7):459–71.

[28] McCarty LP 3rd, Buss DD, Datta MW, Freehill MQ, Giveans MR. Complications observed following labral or rotator cuff repair with use of poly-L-lactic acid implants. J Bone Joint Surg Am. 2013;95(6):507–11.

[29] Kim SH, Oh JH, Lee OS, Lee HR, Hargens AR. Postoperative imaging of bioabsorbable anchors in rotator cuff repair. Am J Sports Med. 2014;42(3):552–7.

[30] Barber FA, Dockery WD, Hrnack SA. Long-term degradation of a poly-lactide co-glycolide/beta-tricalcium phosphate biocomposite interference screw. Arthroscopy. 2011;27(5):637–43.

[31] Milewski MD, Diduch DR, Hart JM, Tompkins M, Ma SY, Gaskin CM. Bone replacement of fast-absorbing biocomposite anchors in arthroscopic shoulder labral repairs. Am J Sports Med. 2012;40(6):1392–401.

[32] Suchenski M, McCarthy MB, Chowaniec D, Hansen D, McKinnon W, Apostolakos J, Arciero R, Mazzocca AD. Material properties and composition of soft-tissue fixation. Arthroscopy. 2010;26(6):821–31.

[33] Tompane T, Carney J, Wu WW, Nguyen-Ta K, Dewing C, Provencher M, McDonald L, Gibson M, LeClere L. Glenoid bone reaction to all-soft suture anchors used for shoulder labral repairs. J Bone Joint Surg Am. 2018;100(14):1223–9.

[34] Owens BD, Harrast JJ, Hurwitz SR, Thompson TL, Wolf JM. Surgical trends in Bankart repair: an analysis of data from the American Board of Orthopaedic Surgery certification examination. Am J Sports Med. 2011;39(9):1865–9.

[35] Hawi N, Reinhold A, Suero EM, Liodakis E, Przyklenk S, Brandes J, Schmiedl A, Krettek C, Meller R. The anatomic basis for the arthroscopic Latarjet procedure: a cadaveric study. Am J Sports Med. 2016;44(2):497–503.

[36] Price MR, Tillett ED, Acland RD, Nettleton GS. Determining the relationship of the axillary nerve to the shoulder joint capsule from an arthroscopic perspective. J Bone Joint Surg Am. 2004;86-A(10):2135–42.

[37] Matsuki K, Sugaya H. Complications after arthroscopic labral repair for shoulder instability. Curr Rev Musculoskelet Med. 2015;8(1):53–8.

[38] Mangram AJ, Horan TC, Pearson ML, Silver LC, Jarvis WR. Guideline for prevention of surgical site infection, 1999. Hospital Infection Control Practices Advisory Committee. Infect Control Hosp Epidemiol. 1999;20(4):250–78. quiz 279–280.

[39] Ando A, Sugaya H, Takahashi N, Kawai N, Hagiwara Y, Itoi E. Arthroscopic management of selective loss of external rotation after surgical stabilization of traumatic anterior glenohumeral instability: arthroscopic restoration of anterior transverse sliding procedure. Arthroscopy. 2012;28(6):749–53.

[40] Shin JJ, Popchak AJ, Musahl V, Irrgang JJ, Lin A. Complications after arthroscopic shoulder surgery: a review of the American Board of Orthopaedic Surgery Database. J Am Acad Orthop Surg Glob Res Rev. 2018;2(12):e093.

[41] Levine WN, Clark AM Jr, D'Alessandro DF, Yamaguchi K. Chondrolysis following arthroscopic thermal capsulorrhaphy to treat shoulder instability. A report of two cases. J Bone Joint Surg Am. 2005;87(3):616–21.

[42] Matsen FA 3rd, Papadonikolakis A. Published evidence demonstrating the causation of glenohumeral chondrolysis by postoperative infusion of local anesthetic via a pain pump. J Bone Joint Surg Am. 2013;95(12):1126–34.

[43] Harris JD, Gupta AK, Mall NA, Abrams GD, McCormick FM, Cole BJ, Bach BR Jr, Romeo AA, Verma NN. Long-term outcomes after Bankart shoulder stabilization. Arthroscopy. 2013;29(5):920–33.

[44] Hovelius L, Augustini BG, Fredin H, Johansson O, Norlin R, Thorling J. Primary anterior dislocation of the shoulder in young patients. A ten-year prospective study. J Bone Joint Surg Am. 1996;78(11):1677–84.

[45] Franceschi F, Papalia R, Del Buono A, Vasta S, Maffulli N, Denaro V. Glenohumeral osteoarthritis after arthroscopic Bankart repair for anterior instability. Am J Sports Med. 2011;39(8):1653–9.

第6章 肩关节不稳骨移植术并发症
Complications of Bony Procedures for Shoulder Instability

Ion-Andrei Popescu   David Haeni   著

随着治疗肩关节不稳可供选择的外科手术方式数量增加，外科医生肩负的任务比以前更加艰巨。据统计，超过50%的盂肱关节不稳接受了外科手术治疗，而对于理想的和有效的手术技术几乎没有共识，外科医生不得不对每个患者采取个性化治疗。肩关节不稳包括5种常见病变（关节囊松弛、关节囊–盂唇损伤、关节盂骨丢失、肱骨骨丢失、肩袖撕裂）。它可表现为急性、慢性或反复、单独发作，也可表现为慢性疼痛性肩关节半脱位。身体接触性运动员的手术适应证与非身体接触性运动员和运动爱好者不同。美国肩肘协会（American Shoulder and Elbow Society，ASES）及德国关节镜和关节手术协会（German Society for Arthroscopy and Joint Surgery，AGA）正在制订官方的肩关节不稳临床实践指南。然而截至目前，由于缺乏官方共识，肩关节外科医生必须结合手术经验和已发表文献制订理想的治疗方案。

本章的目的是强调肩关节不稳关节镜下骨移植术中及术后可能出现的并发症。

一、关节镜下 Latarjet 手术

关节镜下 Latarjet 手术是一种最严苛和复杂的关节镜手术，现在成为治疗复杂的肩关节前方不稳的最流行手术技术。在符合手术适应证的前提下，该术式通过微创方式恢复肩关节稳定性，与开放手术相比更具优势[1, 2]，但并发症发生率相似[3-5]。

然而，由于操作时靠近臂丛、腋窝和锁骨下动脉，这项技术也有特定的风险和并发症。因此，需要训练有素的团队[1]，包括肩关节麻醉医生、具有较长学习曲线和特定关节镜技术的外科医生[2]。与其他经过验证或被广泛接受的手术技术一样，它应该是安全可靠的，并应在其他肩关节外科医生中具有可重复性。为了实现这个目标，外科医生必须更好地理解手术适应证、手术相关风险、并发症及其处理。

（一）了解手术禁忌证

Domos 等[6]基于 Gilles 的毕生手术经验，很好地阐述了手术禁忌证，如下所示。

• 老年人群，不可修复肩袖撕裂合并复发性肩关节前方不稳定。

• 初次创伤性肩关节脱位伴或不伴关节盂边缘骨折。

• 自发性肩关节前脱位或半脱位。

• 无法控制的癫痫患者。

- 一过性创伤后肩关节下方半脱位。
- 静态肱骨头前脱位伴喙突撞击。

然而，一旦适应证共识形成[5, 7-11]，患者及外科团队必须预防手术风险和处理并发症，关节镜或开放手术在此方面有所区别[3, 4, 12]。

（二）围术期风险及术后并发症

常规关节镜下围术期风险（出血、血肿、皮下肿胀、气胸、动脉栓塞）处理已在第1章讨论。有未发表的研究表明，随着关节镜手术入路的增加，感染率呈线性增加（依赖所使用的技术，Latarjet 技术有 4～7 个标准入路）。Hurley 的 Meta 分析描述了关节镜下 Latarjet 手术后感染率为 1.2%，低于开放手术的 1.9%[3, 13]。然而，关于肩关节镜手术一般建议考虑采用感染预防[14]。

由于学习曲线困难，关节镜下 Latarjet 手术并发症的文献报道非常不一致。随着这类技术经验的不断积累，近年来研究报道的并发症发生率较早期研究有所降低。单个病例系列研究表明，首批手术患者并发症最多[8, 15]，当前多中心及大型病例系列研究分析总体并发症发生率低，与开放 Latarjtet 手术类似[3-5, 12, 16]。

虽然现有关节镜手术技术已经很完善，但需要一个长的学习曲线。麻醉医生和护士的配合、恰当的手术时间是维持理想手术条件的关键。手术困难步骤包括喙突显露及截骨、神经显露、严密止血、分离肩胛下肌、喙突放置及固定。关节镜内侧入路穿过臂丛，然而肩胛骨是可移动的，导致内置物置入困难。螺钉尽可能平行于关节盂唇表面，内置物应该平行于关节盂骨性结构，5 点钟方向是最理想的位置。位置过于靠内可导致复发性肩关节不稳和移植物再吸收，移植物太过突出可迅速导致骨性关节炎[2]。事实上，良好的关节镜视野和完善的内镜解剖知识可以避免常见并发症，如肌腱、神经及血管损伤，喙突骨折，内置物及螺钉（或内置纽扣）错位，以及早期骨性关节炎。

（三）神经系统并发症

关节内关节镜操作过程中出现神经系统并发症是很罕见的，然而，到关节以外的空间操作时神经损伤风险升高，当在内镜下进行分离喙突和联合腱、切断胸小肌、分离肩胛下肌等复杂步骤时，必须充分显露神经[7, 17, 18]。最常见的神经损伤是腋神经和肌皮神经损伤[19]，对其影响在第14章由 Thibault Lafosse 进行解释。Lafosse 等报道，由法国关节镜协会进行的 1555 例多中心研究的神经损伤发生率在 0.2%。与开放手术相比，关节镜解剖和神经的充分显露减少了神经损伤的机会（1.4% 和 1%），但与开放手术无显著性差异。

除肌皮神经和腋神经损伤外，另外一种神经并发症是肩胛上神经（suprascapular nerve, SSN）损伤。这种情况出现在螺钉经过肩胛上切迹倾斜错位和过大[20, 21]，或螺钉朝向肩胛骨（突出或撞击冈上肌的肩胛上神经分支）[22]。Griesser、Hurley、Athwal 和 Lafosse 描述，在手术量较高的关节镜中心或已完成关节镜下 Latarjet 手术学习曲线后，神经并发症发生率很低[3, 12, 13, 16]。

（四）血管并发症

与神经损伤相似，血管并发症发生在关节外内镜操作时（见第13章）。锁骨下血管、腋窝血管、胸肩峰动脉末端分支是关节镜下 Latarjet 手术常见解剖标志。总而言之，充分显露，熟记解剖位置，从而避免可能出现的损伤、假性动脉瘤、撕裂伤。

（五）喙突骨折与移植物撕脱

喙突截骨术有很多种方式，1954 年 Michel Latarjet 描述了一种手术方式，即使用摆锯和弧形骨刀并通过其首创的压力撑开器准备喙突下表面，然后使用骨刀，通过不同入路和不同观察方法进行截骨[2]。视野欠佳影响了喙突截骨平面，导致喙突或肩胛骨体部骨折。喙突固定在关节盂唇边缘的传统方法是使用长加压螺钉。最新技术是使用带张力缝合线襻钛板固定。为了在骨固定过程中减少喙突内置物骨折风险，出现了特殊垫圈（即 top-hats）、带张力缝合线襻钛板。然而张力过大或强行螺钉固定移植物、骨折固定面不平整都可能导致骨折。移植物骨

折很少被报道，发生率为 1.3%[19]～2.8%[23, 24]，甚至 7%[15]。

通常建议患者术后 6 周避免屈曲肘关节。图 6-1A 展示了 Latarjet 手术术后 7 天喙突移植物撕脱的案例。提裤子后，患者感觉肩关节内出现砰砰声，紧接着出现疼痛和继发性肿胀，最终接受关节镜翻修和移植物 Bristow 手术再固定。如果移植物撕脱时间超过 6 周，我们为了避免关节周围肌腱轴向牵拉而损伤到瘢痕中的肌皮神经，在关节镜下进行 Eden Hybinette 手术。图 6-1B 举例说明了一名身体接触性运动员进行肱二头肌收缩运动时发生的金属固定物脱落的案例。

（六）纤维性不愈合

无论采用何种固定方法，都需要牢固的骨

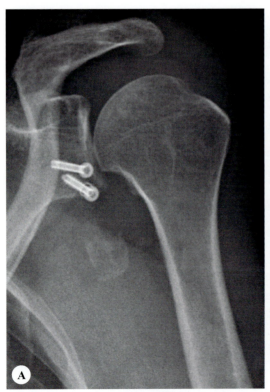
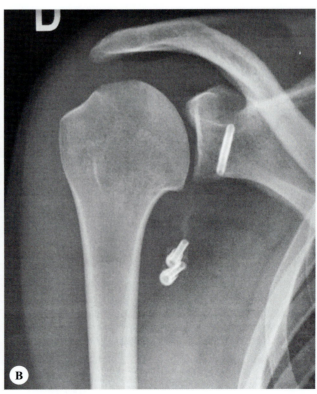

▲ 图 6-1　A. 术后 7 天发生喙突移植物撕脱伤；B. 在术后 4 周开始肱二头肌锻炼的接触性运动员出现金属固定物脱落

性固定才能达到理想的效果。这需要喙突下表面去骨皮质，移植骨块与关节盂表面平齐。喙突骨不愈合在常规随访中偶然被发现，只有少数患者需要再次手术[2, 8, 22, 25, 26]。文献报道不一，根据每个关节镜检查中心的常规手术量，不愈合率为 1.4%～9.4%[12]。

（七）移植物重塑和吸收

DiGiacomo[27] 在 2011 年报道了平均 59.5% 的喙突移植物骨溶解。新的研究表明，再吸收率高达 82.7%[4, 28]。

研究已经证明，骨溶解发生在螺钉上表面（53.3%）比下表面（3.3%）更多[29]，而与关节盂缺损较少的病例相比，在关节盂缺损较大的病例中，移植物重塑过程更加缓慢、更不连续[22, 27, 30, 31]。目前有 2 种假说可以解释这一现象，即肱骨头仅在移植物[32]下部分产生压力，移植物的血管形成是通过喙突尖周围的联合腱实现的[4, 12, 28, 33, 34]。大多数移植物骨溶解的病例中没有出现不稳或复发等问题，也就没有临床意义，因此不需要翻修手术，但这实际上是联合腱的持续悬吊效应。一般来说，移植物不愈合、骨移植移位和骨移植物骨折等并发症发生率为 3.2%[3]。

（八）移植物错位和螺钉撞击

即使是经验丰富的医生，在关节盂边缘正确定位移植物仍然是 Latarjet 手术中最大的挑战之一。位置过高（高于关节盂赤道水平），将升高上方螺钉定位错误的风险，从而危及 SSN。位置过低可能会导致纤维性骨不愈合，因为下方螺钉经关节盂颈部下方穿出，不能维持生物力学稳定性。移植物偏内导致复发性不稳或慢性半脱位，移植物偏外导致早期骨关节炎（图 6-2A）[3, 8, 22, 29, 31, 35]。螺钉突出也可能摩擦肩胛下肌直至其破坏，甚至撞击肱骨头而产生灾难性后果（图 6-2B 和 C）。我们认为螺钉和移植物错位更应被视为手术失误，而不是并发症。

（九）外旋丢失、僵硬

多项研究报道了外旋丢失，Cunningham[35]、Hurley[3, 13] 描述了开放手术和关节镜手术相似的结果，Griesser[12] 阐述了关节镜手术外旋功能丢失比开放手术丢失更多（16° vs. 12°）。Lafosse 为了减少开放手术对解剖结构的损伤，引进了关节镜技术。他报道，5 年随访中外旋功能丢失没有持续进展[7, 8]。我们认为，分离肩胛下肌和分离联合腱可能影响术后活动范围[29]。

（十）持续恐惧、术后疼痛或不适

在一项对比开放与关节镜下 Latarjet 手术的系统回顾[3] 中，Hurley 报道了 35.7% 接受关节镜下 Latarjet 手术治疗的患者可能会出现持续性恐惧，尽管没有任何不稳表现。此外，Marion 证明关节镜下 Latarjet 手术比小型开放手术[24] 疼痛明显减轻。

（十一）复发

无论是开放手术还是关节镜手术，Latarjet 手术通常与肩关节不稳的低复发率相关[3, 4, 17]。在 Cerciello 最新的文献综述研究[4] 中，报道了 2.6% 的复发率和 6.3% 的再手术率，而 Hurley 报道了 2.4% 的肩关节复发性不稳和 1.6% 的复发性脱位[3]。Dumont 和 Lafosse 报道了术后 5 年

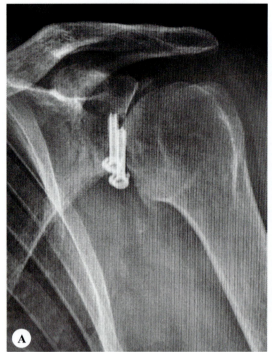

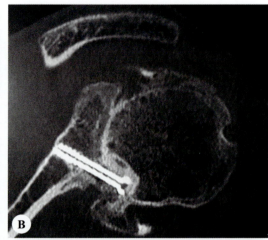

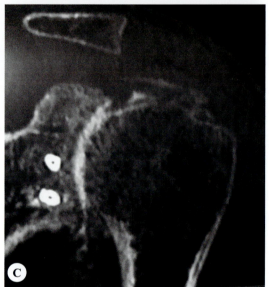

▲ 图 6-2　骨关节炎并发症示例

A. 29 岁患者，在术后 11 个月时出现螺钉错位并伴有早发性骨性关节炎；B 和 C. 年轻患者 Latarjet 手术后导致的肱骨头破坏

随访中复发率为 2%[8]。复发性不稳导致的翻修率为 2.9%[3]。

（十二）骨关节炎

如果移植物正确固定，覆盖移植物骨表面的细胞有可能分化为纤维软骨，从而与关节盂表面形成软骨连接[31, 32, 34]，发生前提是移植物的位置正确。一个不正确的移植位置肯定会撞击肱骨头，最终造成肱骨软骨不可逆转的破坏[22, 26, 31, 34]。有时，重塑过程使上表面螺钉突出，肱骨头与螺钉的反复接触会导致早期软骨破坏。如前所述，由于螺钉突出，也可能发生

肩胛下肌功能不全。

如图 6-2A 所示，在螺钉或移植物移位的情况下，盂肱关节炎是一种短期并发症。然而，肩关节病被认为是 Latarjet 手术潜在的远期结局。区分创伤后骨关节炎与手术相关骨关节炎并发症仍然具有挑战性。

本章进行全面的文献综述后发现，很少有关于关节镜下 Latarjet 手术后早期骨性关节炎的报道。Zhu 报道了至少随访 2 年的 52 例患者中出现 1 例早发性骨关节炎。我们低估了骨关节炎及其他并发症的发生率，从生物力学角度来看，我们可以推断开放手术关节炎 20 年内

发生率在 20%[22, 36]。也有可能如 Hovelius 所报道，14% 发生重度关节病或 35% 发生轻度关节炎[37, 38]。

二、Latarjet 手术失败后翻修

关节镜下 Latarjet 手术失败后，后续的翻修手术是一个具有挑战性的问题，它等同于在处理已经发生的并发症的同时还要处理潜在并发症。在改变的解剖空间操作可能会带来新的问题，使患者面临比初次手术更高的风险。内置物失效、血肿、骨块骨折、持续性不稳和再脱位及上面列出的其他并发症是翻修的常见原因。

Hurley 在他最新的 Meta 分析中报道了关节镜下 Latarjet 手术后复发性不稳的翻修，126 例手术的翻修率为 2.9%[3]。据报道，在 412 例关节镜下 Latarjet 手术中，总翻修率为 5.4%[3, 35]。

在一项 10 年的随访研究中，Meraner 和 Leuzinger[5] 报道关节镜下 Latarjet 手术后翻修率为 30%。其主要原因是僵硬（62%）、复发性不稳（20%）和内置物相关并发症（螺钉或引导克氏针断裂）。

已有一系列复发性不稳的手术翻修方案，包括关节镜下取出螺钉、关节镜下关节囊缝合成形术、Hill-Sachs 填充术、关节镜下 Eden-Hybinette 手术或 J-Span 手术，并联合或不联合关节镜下臂丛松解术。其他技术描述了使用锁骨外侧或胫骨同种异体移植物[39, 40] 代替髂骨自体移植物的潜力。Latarjet 手术失败后关节囊缝合术显示有 16.7% 的复发性不稳[41]。另外，Gianakos 等描述了 Latarjet 手术失败后关节镜下 Eden-Hybinette 手术获得了更好的临床结果，并报道无脱位复发，但患者恐惧和半脱位发生

率较高[31]。

翻修手术后导致不良结果的原因包括盂肱骨关节炎、2 次或 2 次以上的不稳手术和年龄超过 30 岁。最具挑战性的翻修病例是年轻患者的 Latarjet 手术后盂肱关节炎，伴或不伴持续性不稳[31]。镜下全方位广泛清理（CAM）手术可暂时缓解症状[22, 42]。一个确定的解决方案是肩关节置换术，然而，对于年轻患者和持续性不稳患者来说，这是一个具有挑战性的适应证。

尽管技术复杂，但关节镜下 Latarjet 手术是一项可行且安全的技术，允许外科医生对所关注的解剖结构有完全的视觉控制，从而避免不必要的手术失误和并发症。

成功的关节镜下 Latarjet 手术的主要途径包括我们所称的 6G。

- 合适的适应证（good indication）。
- 良好的手术计划（good planning）。
- 麻醉医生的良好配合（good cooperation with your anesthesiologist）。
- 合适的工具和指导（good tools and guides）。
- 良好的可视化（good visualization）。
- 良好的手术技术（good surgical technique）。

即便满足以上条件，每个关节镜下 Latarjet 手术或其翻修仍然是一个具有挑战性的过程。在手术的任何阶段，都有可能将关节镜手术改为开放手术。理想情况下，一名医生应该能够同时执行开放和关节镜技术，或者至少能够继续使用他所擅长的技术。一个好的开放 Latarjet 手术要比一个糟糕的关节镜下 Latarjet 手术好得多。掌握并发症和避免风险，在高手术量关节镜中心的支持下，谨慎、顺利地完成手术技术的学习，将为我们的患者提供最好疗效的治疗。

三、关节镜下 Eden-Hybinette 手术

各种植骨技术和入路历来被设计为肩关节不稳病例的机械脱位屏障。其中一个最原始的使用原则是用一个可以从髂骨上获得的游离骨块来扩大关节盂表面。近 100 年来，多种固定方法不断发展[43]。由于关节镜和骨固定技术的进步，关节盂自体髂骨移植现在可以在关节镜下进行[44]。

现在大多数肩关节外科医生更倾向于将 Eden-Hybinette 手术用于翻修病例，例如，该技术在 Latarjet 手术失败后作为首选治疗方案[5, 31]。众所周知，开放手术与开放 Latarjet 手术具有相似的低并发症和复发率[45]，因此，讨论关节镜下骨块移植技术替代关节镜下 Latarjet 手术的早期和中期随访病例系列论文是很有趣的。

Scheibel 等在 2008 年描述了一种全内技术下使用自体髂骨块[46]重建慢性前 – 下关节盂缺损的方法。在他对 15 例患者的初步研究中，只报道了 1 例复发性不稳病例需要行二次关节囊折叠术[44]。在平均 20 个月的随访期，同一研究组在第二次研究中描述无复发，临床结局良好或极好，有 1 例神经并发症与大腿前区感觉减退有关。由于研究的病例数量偏少，随访时间短，无法对移植骨吸收或一般移植骨并发症得出明确结论。然而，术后 CT 显示，根据 Wolff 定律，移植骨的关节外部分完全吸收[47]。Taverna 等在一项对 26 例患者平均随访 29.6 个月的研究中也报道了类似的结果，无复发脱位，满意率为 88%，平均外旋损失 4.4°，移植物愈合率高[48]。

然而，在一项关于关节镜手术和开放手术的 Meta 分析中，Longo 等发现 Eden-Hybinette 手术[45]的总体并发症率（包括骨关节炎）为 17.6%（68 例中的 12 例），不稳复发率为 9.8%。

在一项中期结果研究（42 个月）中，Bockmann 等对 32 例患者进行了低疼痛水平和"可接受的并发症水平"的研究，其中继发性创伤后再脱位 9%（3 例），术后移植物骨折 7%（1 例），持续性不稳感觉 7%（1 例）[49]。

尽管目前的证据有些有限，但关节镜下 Eden-Hybinette 手术作为治疗肩关节前方不稳的首选，可以重建前下关节盂的解剖结构，并获得良好的功能效果。

四、无植入的自体髂骨移植术（J 形骨移植物）

J 形骨移植物是一种可行的替代骨性手术，用于治疗由关节盂骨丢失引起的肩关节前方不稳[50, 51]。几位作者在短期、中期和长期随访中报道了良好的临床结局，总体并发症少，恢复运动的比率高[51-53]。无移植物关节盂解剖增强技术的优点是避免内置物并发症，如螺钉突出或撞击[51, 54]。然而，从另一面来说，该手术技术要求高，学习曲线长，需要注意髂骨供体部位的发病率和特定的术中风险及并发症的问题[51]。

（一）术中并发症

关节盂颈部截骨术理论上可能导致完全性骨折。特殊的凿具和一种非常精确的外科技术被开发出来[51]。然而，文献中未见医源性关节盂骨折病例。此外，在压配碰撞过程中，移植物轴线甚至移植物本身都可能破坏。如果残余

骨块足够大，可以用钛钉或锚钉固定，这样就完成了经典的 Eden-Hybinette 手术。Moroder 等建议，如果髂骨外层骨皮质太脆弱，可以进行额外固定[52, 55]。Auffahrt[50] 报道，他的患者中有 6% 由于不满意的稳定性需要额外固定。

（二）术后近期并发症

供体部位（髂骨）术后出现血肿、伤口 / 皮下感染和敏感神经损伤。患者股外侧皮神经损伤（11%～14%）出现感觉减退[43, 45]，约 6% 出现血肿，以及个别出现伤口感染。Anderl 报道无早期骨关节炎，无复发性半脱位、脱位或关节镜术后肩关节持续不稳。此外，在初次术后 12 个月，移植物发生有规律的重塑[53, 55]。

（三）术后远期并发症

在长期随访研究中，Moroder、Auffarht 报道了高达 23% 的患者有持续恐惧和不显著的活动范围丢失。80.4% 的患者恢复到原来的运动水平，19.6% 的患者被迫放弃了他们最喜欢的运动。任何骨性手术后，关节疾病都是一个主要的问题。在 7.5 年的随访中，35% 术前无关节炎症状的患者，最后出现关节炎[50]。Deml 等在 10 年的随访中证实，在所有病例中，骨移植物都进行了解剖合并和重塑[56]。

手术总的满意率为 94%，并且无患者复发脱位，该手术似乎提供了良好的长期结局。然而，由于最初非严格的压配固定，患者必须经历一个长期的术后康复和迟缓的恢复活动。考虑到手术技术的难度和对预后、并发症的文献报道很少，这项技术只能由经验丰富的肩关节外科医生实施。

五、后方骨移植术

肩关节后方不稳仅占肩关节不稳的 5%。急性后脱位比较少见，主要由高能量创伤、癫痫或电休克所引起[57]。慢性肩关节后方不稳患者通过保守治疗可获得良好的功能效果，这也是过度松弛相关的自发性肩关节不稳治疗的金标准。由于慢性肩关节不稳的发生率较低，最佳的手术治疗方法仍有争议，开放或关节镜下骨移植术已有报道。早在 1952 年，McLaughlin 就描述了一种骨移植术联合关节囊修复术治疗肱盂关节不稳[58]。在过去的几年中，已经描述了几种有发展的技术。如果发生相关的肱骨和（或）关节盂骨丢失，则需要进行骨质手术。如 20 世纪 60 年代所述，关节盂后倾超过 15° 的情况下可进行关节盂截骨术[59]，但在过去几年中，骨移植术通常作为治疗首选。Gerber 等研究表明，关节盂截骨术后，肱骨头甚至可以向前方移位，导致并发症发生率高，如关节盂骨折或术后矫正丢失[60]。如果非手术治疗失败，可能需要手术治疗。通过髂骨或带蒂肩峰瓣进行后方骨移位术手术的适应证包括复发创伤性后脱位并伴有骨缺损 [Hill-Sachs 和（或）关节盂后方骨质缺损]、过度松弛、盂唇发育不良和非自发性不稳[61]。

后方骨移植术术后并发症

后方骨移植术是治疗后脱位的首选，可显著改善后方肩关节稳定性，并且脱位复发率低。尽管如此，术后并发症和骨性加强术后返修率较高，且这项技术的学习曲线陡峭。与 Bankart 修复和 Latarjet 手术治疗前方不稳的其他标准化方法相比，开放和关节镜技术均显示出更高的翻修率。Schwartz 等报道了关节镜下骨移植术后，约 36.8% 的患者需要进行翻修[61]。术中并发症可能与内固定断裂、血管或神经损伤有关。血肿或肿胀等术后早期并发症是罕见的，通常不需要手术修复。迟发性术后并发症（如感染和臂丛麻痹）的报道并不多见。

有几项研究报道了术后的低复发率[61, 62]。Sirveaux 等在 13.5 年长期随访中未观察到任何复发性脱位或半脱位，但术后 18 例患者中有 6 例描述了恐惧感[63]。Servien 等在 21 例术后复发性脱位患者中报道了类似的结果，2 例患者存在主观的肩关节不稳和恐惧试验阳性[64]。Clavert 等最近报道了 66 例后方骨移植术后多中心回顾性研究的临床结局，显示术后 Constant 评分显著改善，术后 Walch-Duplay 评分良好（81.5 分），Rowe 评分良好（86.5 分）[65]。

长期随访的主要问题与肱盂骨关节炎和移植物骨溶解有关。在国际肩关节会议和最近的文献中，正确的移植物位置仍有争议。因为骨块应该填充关节盂处的骨缺损，所以在手术中通常要正确定位移植物的位置。术前 CT 评估，必须以标准的方式预测更好的移植物位置。与 Latarjet 手术类似，喙突移植物通常与软骨下盂唇骨面平齐，后方骨块不应突出（图 6-3）。移植物偏外侧和不正确的内固定位置可加速 / 产生术后肱盂骨关节炎。在 Laurent Lafosse 的指导下，法国安纳西的 Alps 外科研究所正在进行的一项研究显示，术后 6 个月部分移植物骨溶解（图 6-4），与已经发表的开放或关节镜下 Latarjet 手术[32] 术后移植物骨溶解的结果相似。

Cerciello 等最近发表了一篇关于肩关节后方不稳的系统综述。尽管缺乏定性研究受到批评，但其表明骨移植术是一个可靠的选择，术

后复发率低。主要的担忧与上述 1/3 患者的术后骨溶解和盂肱骨关节炎有关[62]。

六、双向骨移植术治疗多向不稳定

导致多向不稳定的前后关节盂缺损通常是罕见的。人们可以对年轻患者进行复杂的关节盂解剖重建，但在大多数病例中，由于重要的软骨丢失和关节炎前期病变，只有全肩关节置换术甚至关节融合术可以解决问题。双向骨移植术应该被视为一种挽救性的手术，而不是一种在预期之内的标准解决方案。

Laurent Lafosse 是第一个在一次手术中完成全关节镜前、后骨稳定（Latarjet 手术和后路骨移植术）的外科医生。一项现有的研究报道了 7 例患者的平均临床随访时间为 26 个月，放射学随访范围为 5～72 个月的结果[66]。临床结局良好，无术中并发症，术后 CT 证实完全植骨融合；4 例患者术后恢复运动。然而，进行了 3 例翻修手术（1 例 Ehlers-Danlos 综合征

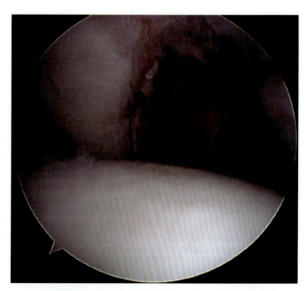

▲ 图 6-3　左肩：前外侧入路的关节镜观察
后骨块是平齐的，适合关节盂骨缺损

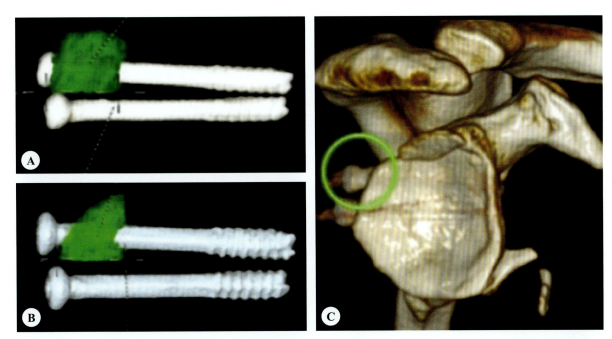

▲ 图 6-4　**A.** 术后 6 周三维重建结果显示移植物上部骨质无吸收；**B.** 上述同一患者术后 6 个月的三维重建结果提示部分移植物上部部分骨溶解，导致螺钉头部突出；**C.** 在后部骨块移植后 6 个月时肩部的三维重建，显示部分移植骨溶解

患者进行了 Edenhybinette 手术，2 例为取出内固定）。

由于在这种特殊的手术适应证、预后预期和技术难度方面的经验有限，必须指出，这种高度复杂的手术更适合由在高手术量关节镜中心工作的技术熟练的肩关节外科医生来开展。

参考文献

[1] Boileau P, Saliken D. Editorial commentary: the wake of the dragon: will the orthopaedic community adopt the shoulder arthroscopic latarjet procedure as we adopted the arthroscopic rotator cuff repair? Arthroscopy. 2017;33:2139–43. https://doi.org/10.1016/j.arthro.2017.08.269.

[2] van der Linde JA, Wessel RN, Trantalis JN, van den Bekerom MPJ. Review of Latarjet (1954) on the treatment of recurrent shoulder dislocations. J ISAKOS Jt Disord Orthop Sport Med. 2018;3:242–8. https://doi.org/10.1136/jisakos-2017-000153.

[3] Hurley ET, Lim Fat D, Farrington SK, Mullett H. Open versus arthroscopic Latarjet procedure for anterior shoulder instability: a systematic review and meta-analysis. Am J Sports Med. 2018;47:1248–53. https://doi.org/10.1177/0363546518759540.

[4] Cerciello S, Corona K, Morris BJ, et al. Early outcomes and perioperative complications of the arthroscopic latarjet procedure: systematic review and meta-analysis. Am J Sports Med. 2018:036354651878374. https://doi.

org/10.1177/0363546518783743.

[5] Meraner D, Smolen D, Sternberg C, et al. 10 years of arthroscopic latarjet procedure: outcome and complications. Indian J Orthop. 2019;53:102. https://doi.org/10.4103/ortho.IJOrtho_273_17.

[6] Domos P, Lunini E, Walch G. Contraindications and complications of the Latarjet procedure. Shoulder Elbow. 2018;10:15–24. https://doi.org/10.1177/1758573217728716.

[7] Lafosse L, Lejeune E, Bouchard A, et al. The arthroscopic latarjet procedure for the treatment of anterior shoulder instability. Arthroscopy. 2007;23:e1–5. https://doi.org/10.1016/j.arthro.2007.06.008.

[8] Dumont GD, Fogerty S, Rosso C, Lafosse L. The arthroscopic latarjet procedure for anterior shoulder instability: 5-year minimum follow-up. Am J Sports Med. 2014;42:2560–6. https://doi.org/10.1177/0363546514544682.

[9] Di Giacomo G, Itoi E, Burkhart SS. Evolving concept of bipolar bone loss and the hill-sachs lesion: from "engaging/non-

engaging" lesion to "on-track/off-track" lesion. Arthroscopy. 2014;30:90–8. https://doi. org/10.1016/j.arthro.2013.10.004.

[10] Plath JE, Henderson DJH, Coquay J, et al. Does the arthroscopic Latarjet procedure effectively correct "off-track" hill-sachs lesions? Am J Sports Med. 2018;46:72–8. https://doi.org/10.1177/ 0363546517728717.

[11] Bessière C, Gauci M-O, Balg F, Boileau P. Le score ISIS (Instability Severity Index Score) revisité. Rev Chir Orthopédique Traumatol. 2015;101:e15. https:// doi. org/10.1016/j.rcot.2015.09.344.

[12] Griesser MJ, Harris JD, McCoy BW, et al. Complications and re-operations after Bristow-Latarjet shoulder stabilization: a systematic review. J Shoulder Elbow Surg. 2013;22:286–92. https://doi.org/10.1016/j.jse.2012.09.009.

[13] Hurley ET, Jamal MS, Ali ZS, et al. Long-term outcomes of the Latarjet procedure for anterior shoulder instability: a systematic review of studies at 10-year follow-up. J Shoulder Elbow Surg. 2019;28:e33–9. https://doi.org/10.1016/j.jse.2018.08.028.

[14] Clark JJC, Abildgaard JT, Backes J, Hawkins RJ. Preventing infection in shoulder surgery. J Shoulder Elbow Surg. 2018;27:1333–41.

[15] Athwal GS, Meislin R, Getz C, et al. Short-term complications of the arthroscopic Latarjet procedure: a North American experience. Arthroscopy. 2016;32:1965–70. https://doi.org/10.1016/j. arthro.2016.02.022.

[16] Lafosse L, Leuzinger J, Brzoska R, et al. Complications of arthroscopic latarjet: a multicenter study of 1555 cases. J Shoulder Elbow Surg. 2017;26:e148. https:// doi.org/10.1016/j.jse.2016.12.007.

[17] Randelli P, Fossati C, Stoppani C, et al. Open Latarjet versus arthroscopic Latarjet: clinical results and cost analysis. Knee Surg Sports Traumatol Arthrosc. 2016;24:526–32.

[18] Agneskirchner JD, Lafosse L. Transfer des Processus coracoideus bei rezidivierender vorderer Instabilität am Schultergelenk. Oper Orthop Traumatol. 2014;26:296–306. https://doi.org/10.1007/ s00064-011-0052-8.

[19] Metais P, Clavert P, Barth J, et al. Preliminary clinical outcomes of Latarjet-Patte coracoid transfer by arthroscopy vs. open surgery: prospective multicentre study of 390 cases. Orthop Traumatol Surg Res. 2016;102:S271–6. https://doi.org/10.1016/j. otsr.2016.08.003.

[20] Sastre S, Peidro L, Méndez A, Calvo E. Suprascapular nerve palsy after arthroscopic Latarjet procedure: a case report and review of literature. Knee Surg Sports Traumatol Arthrosc. 2016;24:601–3. https://doi. org/10.1007/s00167-014-3075-5.

[21] Boileau P, Gendre P, Baba M, et al. A guided surgical approach and novel fixation method for arthroscopic Latarjet. J Shoulder Elbow Surg. 2016;25:78–89. https://doi.org/10.1016/j.jse.2015.06.001.

[22] Gupta A, Delaney R, Petkin K, Lafosse L. Complications of the Latarjet procedure. Curr Rev Musculoskelet Med.

2015;8:59–66. https://doi. org/10.1007/s12178-015-9258-y.

[23] Boileau P, Mercier N, Roussanne Y, et al. Arthroscopic Bankart-Bristow-Latarjet procedure: the development and early results of a safe and reproducible technique. Arthroscopy. 2010;26:1434–50. https://doi. org/10.1016/ j.arthro.2010.07.011.

[24] Marion B, Klouche S, Deranlot J, et al. A prospective comparative study of arthroscopic versus mini-open latarjet procedure with a minimum 2-year follow-up. Arthroscopy. 2017;33:269–77. https://doi. org/10.1016/ j.arthro.2016.06.046.

[25] Casabianca L, Gerometta A, Massein A, et al. Graft position and fusion rate following arthroscopic Latarjet. Knee Surg Sports Traumatol Arthrosc. 2016;24:507–12. https://doi. org/10.1007/ s00167-015-3551-6.

[26] Allain J, Goutallier D, Glorion C. Long-term results of the Latarjet procedure for the treatment of anterior instability of the shoulder. J Bone Joint Surg Am. 1998;80:841–52. https:// doi.org/10.1002/ bjs.18002610104.

[27] Di Giacomo G, Costantini A, de Gasperis N, et al. Coracoid graft osteolysis after the Latarjet procedure for anteroinferior shoulder instability: a computed tomography scan study of twenty-six patients. J Shoulder Elbow Surg. 2011;20:989–95. https://doi. org/10.1016/j.jse.2010.11.016.

[28] Zhu YM, Jiang C, Song G, et al. Arthroscopic Latarjet procedure with anterior capsular reconstruction: clinical outcome and radiologic evaluation with a minimum 2-year follow-up. Arthroscopy. 2017;33:2128–35. https://doi. org/10.1016/j.arthro.2017.06.014.

[29] Kordasiewicz B, Małachowski K, Kicinski M, et al. Comparative study of open and arthroscopic coracoid transfer for shoulder anterior instability (Latarjet)—clinical results at short term follow-up. Int Orthop. 2017;41:1023–33. https:// doi.org/10.1007/ s00264-016-3372-3.

[30] Di Giacomo G, de Gasperis N, Costantini A, et al. Does the presence of glenoid bone loss influence coracoid bone graft osteolysis after the Latarjet procedure? A computed tomography scan study in 2 groups of patients with and without glenoid bone loss. J Shoulder Elbow Surg. 2014;23:514–8. https://doi. org/10.1016/j.jse.2013.10.005.

[31] Giannakos A, Vezeridis PS, Schwartz DG, et al. All-arthroscopic revision Eden-Hybinette procedure for failed instability surgery: technique and preliminary results. Arthroscopy. 2017;33:39–48. https://doi. org/10.1016/ j.arthro.2016.05.021.

[32] Haeni DL, Opsomer G, Sood A, et al. Three-dimensional volume measurement of coracoid graft osteolysis after arthroscopic Latarjet procedure. J Shoulder Elbow Surg. 2017;26:484–9. https://doi.org/10.1016/j.jse.2016.08.007.

[33] Lafosse T, Amsallem L, Delgrande D, et al. Arthroscopic screw removal after arthroscopic latarjet procedure. Arthrosc Tech. 2017;6:e559–66. https:// doi.org/10.1016/

j.eats.2016.12.002.

[34] Ghodadra N, Gupta A, Romeo AA, et al. Normalization of glenohumeral articular contact pressures after Latarjet or iliac crest bone-grafting. J Bone Joint Surg Am. 2010;92:1478–89. https://doi.org/10.2106/ JBJS.I.00220.

[35] Cunningham G, Benchouk S, Kherad O, Lädermann A. Comparison of arthroscopic and open Latarjet with a learning curve analysis. Knee Surg Sports Traumatol Arthrosc. 2016;24:540–5. https://doi.org/10.1007/ s00167-015-3910-3.

[36] Mizuno N, Denard PJ, Raiss P, et al. Long-term results of the Latarjet procedure for anterior instability of the shoulder. J Shoulder Elbow Surg. 2014;23:1691–9. https://doi.org/10.1016/j.jse.2014.02.015.

[37] Hovelius L, Sandström B, Sundgren K, Saeb?M. One hundred eighteen Bristow-Latarjet repairs for recurrent anterior dislocation of the shoulder prospectively followed for fifteen years: study I: clinical results. J Shoulder Elbow Surg. 2004;13:509–16. https://doi. org/10.1016/j.jse.2004.02.013.

[38] Samilson RL, Prieto V. Dislocation arthropathy of the shoulder. J Bone Joint Surg Am. 1983;65:456–60. https://doi.org/10.2106/00004623-198365040-00005.

[39] Provencher MT, Ghodadra N, LeClere L, et al. Anatomic osteochondral glenoid reconstruction for recurrent glenohumeral instability with glenoid deficiency using a distal tibia allograft. Arthroscopy. 2009;25:446–52. https://doi.org/10.1016/j. arthro.2008.10.017.

[40] Tokish JM, Fitzpatrick K, Cook JB, Mallon WJ. Arthroscopic distal clavicular autograft for treating shoulder instability with glenoid bone loss. Arthrosc Tech. 2014;3:e475–81. https://doi. org/10.1016/j.eats.2014.05.006.

[41] Castagna A, Garofalo R, Melito G, et al. The role of arthroscopy in the revision of failed Latarjet procedures. Musculoskelet Surg. 2010;94:S47–55. https:// doi. org/10.1007/s12306-010-0060-0.

[42] Millett PJ, Horan MP, Pennock AT, Rios D. Comprehensive Arthroscopic Management (CAM) procedure: clinical results of a joint-preserving arthroscopic treatment for young, active patients with advanced shoulder osteoarthritis. Arthroscopy. 2013;29:440–8. https://doi.org/10.1016/j. arthro.2012.10.028.

[43] Levy DM, Cole BJ, Bach BR. History of surgical intervention of anterior shoulder instability. J Shoulder Elbow Surg. 2016;25:e139–50.

[44] Scheibel M, Kraus N. Arthroskopische Pfannenrandrekonstruktion mit autologer Spanplastik. Orthopade. 2011;40:52–60. https://doi. org/10.1007/ s00132-010-1679-0.

[45] Longo UG i, Loppini M, Rizzello G, et al. Latarjet, Bristow, and Eden-Hybinette procedures for anterior shoulder dislocation: systematic review and quantitative synthesis of the literature. Arthroscopy. 2014;30:1184–211. https://doi. org/10.1016/j. arthro.2014.04.005.

[46] Scheibel M, Kraus N, Diederichs G, Haas NP. Arthroscopic reconstruction of chronic anteroinferior glenoid defect using

an autologous tricortical iliac crest bone grafting technique. Arch Orthop Trauma Surg. 2008;128:1295–300. https://doi.org/10.1007/s00402-007-0509-2.

[47] Kraus N, Amphansap T, Gerhardt C, Scheibel M. Arthroscopic anatomic glenoid reconstruction using an autologous iliac crest bone grafting technique. J Shoulder Elbow Surg. 2014;23:1700–8. https://doi.org/10.1016/ j.jse.2014.03.004.

[48] Taverna E, Golanò P, Pascale V, Battistella F. An arthroscopic bone graft procedure for treating anterior-inferior glenohumeral instability. Knee Surg Sports Traumatol Arthrosc. 2008;16:872–5. https:// doi.org/10.1007/s00167-008-0541-y.

[49] Bockmann B, Venjakob AJ, Reichwein F, et al. Mid-term clinical results of an arthroscopic glenoid rim reconstruction technique for recurrent anterior shoulder instability. Arch Orthop Trauma Surg. 2018;138:1557–62. https://doi.org/10.1007/ s00402-018-2964-3.

[50] Auffarth A, Schauer J, Matis N, et al. The J-bone graft for anatomical glenoid reconstruction in recurrent posttraumatic anterior shoulder dislocation. Am J Sports Med. 2008;36:638–47. https://doi. org/10.1177/0363546507309672.

[51] Auffarth A, Kralinger F, Resch H. Anatomical glenoid reconstruction via a J-bone graft for recurrent posttraumatic anterior shoulder dislocation. Oper Orthop Traumatol. 2011;23:453–61. https://doi.org/10.1007/ s00064-011-0055-5.

[52] Moroder P, Plachel F, Becker J, et al. Clinical and radiological long-term results after implant-free, autologous, iliac crest bone graft procedure for the treatment of anterior shoulder instability. Am J Sports Med. 2018;46:2975–80. https://doi.org/10.1177/0363546518795165.

[53] Anderl W, Pauzenberger L, Laky B, et al. Arthroscopic implant-free bone grafting for shoulder instability with glenoid bone loss: clinical and radiological outcome at a minimum 2-year follow- up. Am J Sports Med. 2016;44:1137–45. https://doi.org/10.1177/0363546515625283.

[54] Pauzenberger L, Dyrna F, Obopilwe E, et al. Biomechanical evaluation of glenoid reconstruction with an implant-free j-bone graft for anterior glenoid bone loss. Am J Sports Med. 2017;45:2849–57. https://doi.org/10.1177/0363546517716927.

[55] Moroder P, Hirzinger C, Lederer S, et al. Restoration of anterior glenoid bone defects in posttraumatic recurrent anterior shoulder instability using the J-bone graft shows anatomic graft remodeling. Am J Sports Med. 2012;40:1544–50. https://doi. org/10.1177/0363546512446681.

[56] Deml C, Kaiser P, van Leeuwen WF, et al. The J-shaped bone graft for anatomic glenoid reconstruction: a 10-year clinical follow-up and computed tomography-osteoabsorptiometry study. Am J Sports Med. 2016;44:2778–83. https://doi.org/10.1177/0363546516665816.

[57] Zumstein MA, Jost B, Gerber C. Instability of the shoulder in athletes. Schweizerische Zeitschrift fur Sport und Sport.

2005;53:27–35.

[58] McLaughlin HL. Posterior dislocation of the shoulder. J Bone Joint Surg Am. 1952;24 A:584–90.

[59] Scott DJ. Treatment of recurrent posterior dislocations of the shoulder by glenoplasty. Report of three cases. J Bone Joint Surg Am. 1967;49:471–6. https:// doi.org/10.2106/00004623-196749030-00005.

[60] Gerber C, Ganz R, Vinh TS. Glenoplasty for recurrent posterior shoulder instability. An anatomic reappraisal. Clin Orthop Relat Res. 1987:70–9.

[61] Schwartz DG, Goebel S, Piper K, et al. Arthroscopic posterior bone block augmentation in posterior shoulder instability. J Shoulder Elbow Surg. 2013;22:1092–101. https://doi.org/10.1016/j.jse.2012.09.011.

[62] Cerciello S, Visonà E, Morris BJ, Corona K. Bone block procedures in posterior shoulder insta- bility. Knee Surg Sports Traumatol Arthrosc. 2016;24:604–11.

[63] Sirveaux F, Leroux J, Roche O, et al. Traitement de l'instabilité postérieure de l'épaule par butée iliaque ou acromiale: à propos d'une série de 18 cas. Rev Chir Orthop Reparatrice Appar Mot. 2004;90:411–9. https://doi.org/10.1016/S0035-1040(04)70167-1.

[64] Servien E, Walch G, Cortes ZE, et al. Posterior bone block procedure for posterior shoulder instability. Knee Surg Sports Traumatol Arthrosc. 2007;15:1130–6. https://doi.org/10.1007/s00167-007-0316-x.

[65] Clavert P, Furioli E, Andieu K, et al. Clinical outcomes of posterior bone block procedures for posterior shoulder instability: multicenter retrospective study of 66 cases. Orthop Traumatol Surg Res. 2017;103:S193–7. https://doi.org/10.1016/j.otsr.2017.08.006.

[66] Haeni D, Sanchez M, Johannes P, et al. Arthroscopic double bone block augmentation is a salvage procedure for anterior and posterior shoulder instability secondary to glenoid bone loss. Knee Surg Sports Traumatol Arthrosc. 2018;26:2447–53. https://doi. org/10.1007/s00167-018-4975-6.

第7章　肩胛下肌修复手术并发症
Complications of Subscapularis Repair

Jörg Nowotny　Philip Kasten　著

肩袖前部由肩胛下肌（subscapularis muscle，SSC）形成，一方面作为最重要的内旋肌，另一方面作为盂肱关节的静态和动态稳定器发挥作用。因此，SSC 断裂可引起肌肉失衡，最终使肩关节脱位（图 7-1）。此外，SSC 是肩袖最大和最强的肌肉。多年来，SSC 重建被认为是开放手术的领域。随着关节镜技术和器械的改进，现在可以优先在关节镜下对断裂进行再固定。关节镜治疗的优势是更好地视野显露和同时可以处理潜在并发损伤。然而，关节镜下固定仍然被认为是要求很高的。本章概述了 SSC 肌腱重建过程中可能发生的并发症。

一、被忽略的肌腱缺损

SSC 肌腱轻微缺损的可视化可能要求很高。上部内侧部分病变很容易被忽视（图 7-2）。此外，在晚期撕裂的情况下（≥Patte 分级 2 级），由于腹侧间隙的空间狭窄，肌腱的可视化和活动可能很困难。完全撕裂的 SSC 肌腱通常向内侧收缩，并经常与关节囊韧带结构［上或中盂肱韧带（SGHL/MGHL）和喙肱韧带（CHL）］粘连生长。此外，滑车系统和冈上肌的伴随撕裂结构可能与瘢痕粘连。这被解释为所谓的"逗号征"，一方面作为撕裂外侧缘的引导结构，另一方面不能被误解为完整的肌腱（图 7-3）。

建议进行关节内和关节外观察，以实现准确的可视化并更好地了解撕裂形态。主要使用后侧入路（肩峰后外侧角的下方和内侧约 1cm）来评价肌腱和第一个前下工作入路（肩袖间隙内 SSC 上缘的上部）。然后建立第二个前外侧工作入路（肱二头肌沟 / 肩峰前外侧角上方）。除用作操作和缝合线管理的入路外，SSC 肌腱还可通过关节外经此入路进行探查、准备和游离，同时行腹侧间隙包括喙突和联合腱在内的准备。

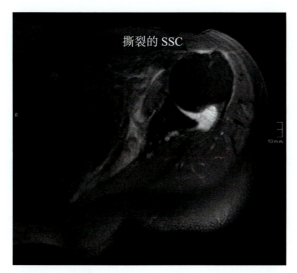

▲ 图 7-1　肩胛下肌（SSC）撕裂伴肩关节继发性脱位的轴位 MRI

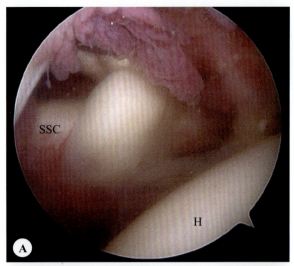

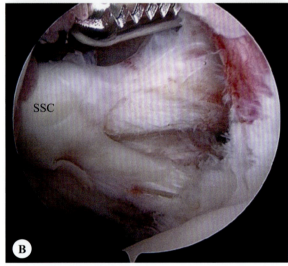

▲ 图 7-2 插入部位清创术前（A）和清创术后（B）的隐藏病变

SSC. 肩胛下肌；H. 肱骨头

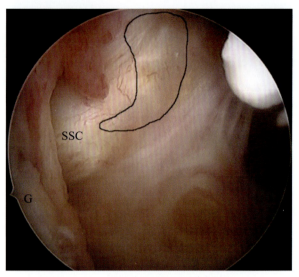

▲ 图 7-3 肩胛下肌肌腱撕裂伴逗号征

G. 关节盂；SSC. 肩胛下肌；逗号标记已绘制

在围术期局部麻醉过程中，如应用肌间沟神经阻滞，可能会对神经血管结构造成损伤。文献中给出的严重并发症发生率为 0.35%，轻微并发症发生率为 11.32%[4]。此外，仔细定位患者（通常处于沙滩椅位）至关重要。一方面头部过度屈曲或伸展可导致脑缺血，另一方面手臂定位不良或轴向过度牵拉会导致臂丛或肌皮神经的损伤。

二、神经血管结构和臂丛神经损伤

尤其是当使用射频消融器械广泛显露关节外的腹侧间隙时，可能会对 SSC 的两个肌支、臂丛造成热灼伤或机械损伤，并且由于其直接接近 SSC 的下缘，还可能导致腋神经或肌皮神经的损伤。文献还描述了可能的粘连或通过液体外渗继发的神经牵拉引起的神经丛损伤[1, 2]。在文献中，肩关节镜治疗后神经损伤的发生率为 0.2%～3%[3]。

三、再断裂

在文献中，SSC 修复后的愈合率为 89%～95%[5-7]。肩袖重建失败的原因是多方面的，包括锚钉失效、附着肌腱张力过大或肌腱退行性病变时生物学失效。充分重建的最重要先决条件是充分显露和松解撕裂的肩胛下肌肌腱，以确保无张力再固定。在建立前下和前外侧工作入路后，进行随后的肩袖间隙滑膜切除术以获得更好的视野。复杂肌腱撕裂（粘连盂肱中韧带）的松解滑移和广泛的 270° 肌腱松解术如前所述，从关节内和关节外进行，包括喙突后方弧形弓区的显露。注意进入 SSC 的 2 条肌肉神经分支。为了确保充分的准备，用关节镜组织钳检查肌腱的复位情况，随后通过肌腱牵引缝合线进行重建（图 7-4 至图 7-6）。牵引缝合线上的横向张力通过上外侧入路引导，可以更好地游离肌腱和解决粘连问题。从肩袖重建中可以看出，复位后肌腱的高张力会增加失败率[8]。虽然一般来说，肩袖复位（主要是冈上肌肌腱）的双排技术在抗拔出强度的生物力学研究中具有优势，但在临床评分方面没有显著优势[9]。在单独的 SSC 肌腱检查中，一项生物力学研究也能够在双排技术中实现更稳定的复位[9]。然而，孤立性 SSC 肌腱断裂的单排和双排技术有相同的临床结局[10, 11]。小结节上撕裂肌腱的足印区采用肩峰磨头进行仔细成形以保证腱骨结合面的新鲜化（一定要考虑局部的骨质，过度成形会破坏锚钉的把持牢固度）。除所使用的锚定技术外，正确选择入路也很重要。入路的高度和可能的工作半径应采用自外向内技术用

针检查。入路位置不准确一方面增加了重建的难度，另一方面增加了准确锚钉固定的难度。固定太浅的锚钉可能会从骨骼中拔出，导致重建失败。因此，在重新连接肌腱之前，必须始终通过对缝合线的轴向拉力来检查锚钉的稳定性。有几种方法可以将锚钉的缝合线穿过肌腱。

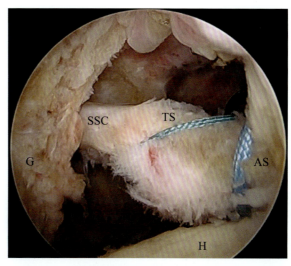

▲ 图 7-5　松解肩胛下肌肌腱，取出原缝线，可见牵引缝线和新的锚钉缝线

G. 关节盂；SSC. 肩胛下肌；H. 肱骨头；TS. 牵引缝合线；AS. 锚钉缝线

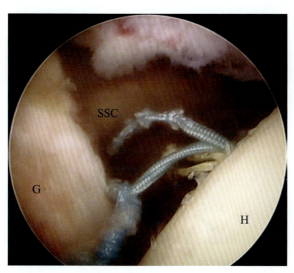

▲ 图 7-4　肩胛下肌肌腱再撕裂，可见锚钉和缝合线
G. 关节盂；SSC. 肩胛下肌；H. 肱骨头

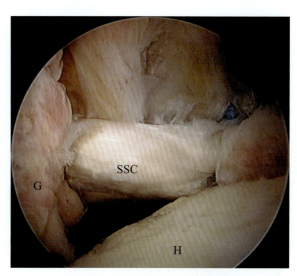

▲ 图 7-6　肩胛下肌肌腱修复
G. 关节盂；SSC. 肩胛下肌；H. 肱骨头

一方面，这可以通过套索式缝合线穿梭（如空心针）、关节镜穿梭装置［Clever Hock（DePuy Synthes）或 BirdBeak（Arthrex）］或缝合线穿引针来完成。虽然没有可比较的生物力学研究，但关节镜下穿刺抓钳的穿孔明显比针大。另一方面，可能使手术过程更加困难并可能导致重建不足的原因是，通过打开肩袖间隙，软组织肿胀会随着手术时间的延长而增加，并且可能限制视野，特别是在肩关节的腹侧。

如果术前计划没有足够的机会重建肌腱，或术中肌腱质量不足或无法达到肌腱复位，可采用胸大肌或背阔肌移位术治疗自发性 SSC 断裂。

手术重建后，患者在 30° 外展枕中制动 4～6 周（取决于断裂尺寸和肌腱回缩程度），不能外旋超过中立位或手臂抬高至肩部高度以上。第 4～12 周，允许被动伸展和随后的主动辅助练习。与有限被动活动相比，无运动限制

的积极被动活动可能升高再断裂风险[12]。重建的目的是实现肩关节的自由活动和 SSC 功能的完全恢复（压腹试验）（图 7-7）。

四、术后疼痛和肩关节僵硬 / 活动范围受限

如果手术治疗后 3～6 个月症状和功能未充分改善，应进行新的影像学检查（主要是磁共振成像）以确定潜在的病因。除再次断裂外，由于 SSC 与肱二头肌肌腱的密切关系，肱二头肌肌腱可能持续不稳定或内移 / 半脱位（如 Pulley 病变）。尤其是 SSC 肌腱的部分断裂通常与滑车的损伤相关[13]。因此，肱二头肌肌腱的稳定性和病理学应始终在 SSC 肌腱重建的背景下进行评估。如果发生 Habermeyer Ⅳ 期病变，应另外行肱二头肌长头肌腱（long head of the biceps tendon，LHBT）固定术或切断术（图 7-8）。

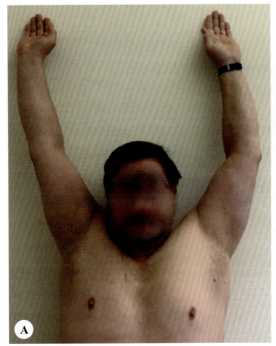
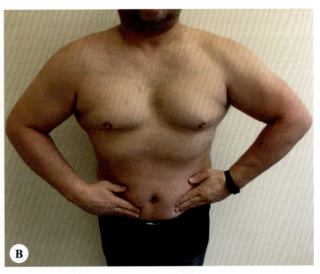

▲ 图 7-7 右侧肩胛下肌（SSC）再断裂重建后恢复的活动范围（A）和压腹试验中 SSC 的充分功能（B）

肩袖重建后肩关节僵硬的发生率在文献中差异很大，在 0%～25%[7, 14-17]。如果在手术时存在糖尿病等代谢疾病，则发病率更高。僵硬的原因是炎症反应和由此导致的纤维化，从而造成肩关节囊的挛缩。关节镜手术后僵硬率低通常归因于轻度炎症刺激导致的软组织创伤发生率低。相反，在肩关节开放手术后，肩胛下肌周围经常会出现瘢痕组织。

患者主要描述手臂抬高和外旋受限，以及夜间睡眠障碍[18]。典型的临床表现是被动和主动的活动范围受限，因此缺乏对该疾病的确切定义。

由于肩关节僵硬通常具有自限性，必须首先尝试保守治疗[18]。告知患者临床症状和预期过程非常重要。初始保守治疗的基础是使用 NSAID 进行抗炎治疗，以减轻炎症和缓解疼痛。物理疗法是保守治疗的重要组成部分，但它可以作为触发因素诱发炎症。即使在晚期，也必须注意确保物理治疗强度在个体疼痛水平以下，以免发生刺激进行性炎症反应。此外，已知长效糖皮质激素联合局部麻醉药的局部、关节内注射治疗是一种重要的治疗方法。每 6～8 周注射不应超过 3 次，以免损伤软骨和肌腱组织。如果在保守治疗期间活动能力没有改善，则应评价是否选择关节松解术。麻醉下手法松解操作（manipulation under anesthesia，MUA）通常会导致伴随的损伤，并且缺乏可控性，应避免使用。因此，关节镜下肩关节松解术被认为是当今首选的手术方式。

此外，肩袖重建后的活动受限通常发生在围术期和术后，有时是亚临床感染的情况下。这些将在下文进一步描述。

五、围术期和术后感染

术后感染是一种特别严重的并发症，有时难以处理。肩袖重建后围术期和术后感染的发生率分别为 0.44% 和 2.45%，关节镜手术后的感染率明显降低[19]。感染的诊断通常在手术后的前 3 周内进行[20]。如果存在久治不愈的肩关节僵硬，即使血液炎症指标不是很高，也必须排除低度感染。最常见的潜在病原体是金黄

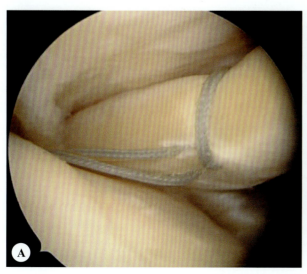 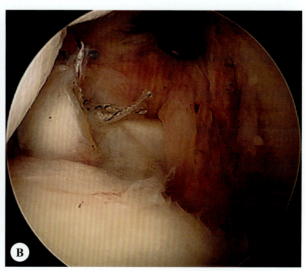

▲ 图 7-8　在关节盂中止之前（A）和之后（B），采用 Lasso-loop 技术进行肱二头肌肌腱固定

色葡萄球菌、痤疮丙酸杆菌和凝固酶阴性葡萄球菌。为了避免围术期和术后感染，建议进行围术期抗生素治疗，通常使用第一代头孢菌素（β–内酰胺类抗生素，如头孢唑啉）[21]。如果怀疑术后感染，必须进行关于感染的体格检查和实验室血液检查（白细胞计数和C反应蛋白水平）。基本的诊断方法是肩关节穿刺，测定细胞数量和检测病原体，甚至进行3～5个样本的关节镜活检。在感染的情况下，反复清创（有时需要切除血供不良的肩袖）在治疗上是必要的，直到没有发现残留的病原体。此外，有必要进行持续的抗生素治疗（初始静脉给药，随后口服给药）。

六、深静脉血栓形成和动脉栓塞

静脉血栓栓塞症（venous thromboembolism，VTE）是肩袖重建后罕见的并发症，发生率为0.02%～5.7%[22, 23]。虽然对下肢手术期间的预防有明确建议，但这一点在上肢手术中并不一致，应单独处理[23]。在肩袖重建后动脉栓塞方面，仅有少数病例报道[24]。

参考文献

[1] Weber SC, Abrams JS, Nottage WM. Complications associated with arthroscopic shoulder surgery. Arthroscopy. 2002;18:88–95.

[2] Rodeo SA, Forster RA, Weiland AJ. Neurological complications due to arthroscopy. J Bone Joint Surg Am. 1993;75:917–26.

[3] Small NC. Complications in arthroscopic surgery performed by experienced arthroscopists. Arthroscopy. 1988;4:215–21.

[4] Moore DD, Maerz T, Anderson K. Shoulder surgeons' perceptions of interscalene nerve blocks and a review of complications rates in the literature. Phys Sportsmed. 2013;41:77–84.

[5] Mall NA, Chahal J, Heard WM, et al. Outcomes of arthroscopic and open surgical repair of isolated subscapularis tendon tears. Arthroscopy. 2012;28:1306–14.

[6] Bartl C, Salzmann GM, Seppel G, et al. Subscapularis function and structural integrity after arthroscopic repair of isolated subscapularis tears. Am J Sports Med. 2011;39:1255–62.

[7] Lafosse L, Jost B, Reiland Y, Audebert S, Toussaint B, Gobezie R. Structural integrity and clinical outcomes after arthroscopic repair of isolated subscapularis tears. J Bone Joint Surg Am. 2007;89:1184–93.

[8] Elhassan BT, Cox RM, Shukla DR, et al. Management of failed rotator cuff repair in young patients. J Am Acad Orthop Surg. 2017;25:e261–e71.

[9] Wellmann M, Wiebringhaus P, Lodde I, et al. Biomechanical evaluation of a single-row versus double-row repair for complete subscapularis tears. Knee Surg Sports Traumatol Arthrosc. 2009;17:1477–84.

[10] Grueninger P, Nikolic N, Schneider J, et al. Arthroscopic repair of traumatic isolated subscapularis tendon lesions (Lafosse Type III or IV): a prospective magnetic resonance imaging-controlled case series with 1 year of follow-up. Arthroscopy. 2014;30:665–72.

[11] Ide J, Karasugi T, Okamoto N, Taniwaki T, Oka K, Mizuta H. Functional and structural comparisons of the arthroscopic knotless double-row suture bridge and single-row repair for anterosuperior rotator cuff tears. J Shoulder Elbow Surg. 2015;24:1544–54.

[12] Lee BG, Cho NS, Rhee YG. Effect of two rehabilitation protocols on range of motion and healing rates after arthroscopic rotator cuff repair: aggressive versus limited early passive exercises. Arthroscopy. 2012;28:34–42.

[13] Weishaupt D, Zanetti M, Tanner A, Gerber C, Hodler J. Lesions of the reflection pulley of the long biceps tendon. MR arthrographic findings. Invest Radiol. 1999;34:463–9.

[14] Vastamaki H, Vastamaki M. Postoperative stiff shoulder after open rotator cuff repair: a 3- to 20-year follow- up study. Scand J Surg. 2014;103:263–70.

[15] Denard PJ, Ladermann A, Burkhart SS. Prevention and management of stiffness after arthroscopic rotator cuff repair: systematic review and implications for rotator cuff healing. Arthroscopy. 2011;27:842–8.

[16] Vezeridis PS, Goel DP, Shah AA, Sung SY, Warner JJ. Postarthroscopic arthrofibrosis of the shoulder. Sports Med Arthrosc Rev. 2010;18:198–206.

[17] Gerber C, Hersche O, Farron A. Isolated rupture of the subscapularis tendon. J Bone Joint Surg Am. 1996;78:1015–23.

[18] Neviaser AS, Hannafin JA. Adhesive capsulitis: a review of current treatment. Am J Sports Med. 2010;38:2346–56.

[19] Hughes JD, Hughes JL, Bartley JH, Hamilton WP, Brennan KL. Infection rates in arthroscopic versus open rotator cuff repair. Orthop J Sports Med. 2017;5:2325967117715416.

[20] Kwon YW, Kalainov DM, Rose HA, Bisson LJ, Weiland AJ. Management of early deep infection after rotator cuff repair surgery. J Shoulder Elbow Surg. 2005;14:1–5.

[21] Boyle KK, Duquin TR. Antibiotic prophylaxis and prevention of surgical site infection in shoulder and elbow surgery. Orthop Clin North Am. 2018;49:241–56.

[22] Jameson SS, James P, Howcroft DW, et al. Venous thromboembolic events are rare after shoulder surgery: analysis of a national database. J Shoulder Elbow Surg. 2011;20:764–70.

[23] Desai VS, Southam BR, Grawe B. Complications following arthroscopic rotator cuff repair and reconstruction. JBJS Rev. 2018;6:e5.

[24] Yamamoto T, Tamai K, Akutsu M, Tomizawa K, Sukegawa T, Nohara Y. Pulmonary embolism after arthroscopic rotator cuff repair: a case report. Case Rep Orthop. 2013;2013:801752.

第8章 肩袖修复手术并发症
Complications in Posterosuperior and Three Tendon Rotator Cuff Repair

Stefan Pauly　Markus Scheibel　著

一、术前评估（手术指征）

关于术前并发症，更合适的说法可能是在肩袖修复之前对术前信息、关键问题及要点的不正确把握或误解，由此导致没有很好地掌握关节镜手术的指征。

在这些术前信息中，影像学和临床表现最为重要。

（一）影像学/诊断工具

影像学检查可以用于肩袖修复结局预后因素的评估，尤其 MRI 是检测和量化肩袖撕裂和肩袖肌腱情况的金标准。如果可估测肌肉脂肪浸润[1] 等参数[2-5]，则有助于提示随着肌肉萎缩或脂肪浸润而预后变差。

随着肩袖的长期撕裂，除肌肉外，肌腱残端同样逐渐缩短。MRI 确定的剩余肌腱残端长度结合肌肉脂肪浸润程度可以用于预测肩袖重建的效果：低脂肪浸润和肌腱残端＞15mm 者再撕裂率低于 25%，而在短肌腱残端（＜15mm）且有较高脂肪浸润的情况下，再撕裂率升高到 90% 以上[6]。

尽管如此，MRI 在检查时只能提供静态信息，并不能帮助预测肌腱回缩边缘的活动性和弹性。对斜冠状面撕裂的二维评估可能提示远内侧回缩超过关节盂水平，而关节镜下评估可以显示动态的撕裂模式（如具无张力左右/边缘收敛可修复性的反式 L 形撕裂）（图 8-1）。

此外，在行肩袖修补前，外科医生应了解额外的影像学信息，如软骨侵蚀、肱骨骨赘或存在症状性/无症状性的肩峰骨（肩峰小骨/肩峰骨赘）。

（二）患者人口统计学信息

首先要明确修复后的肩袖不愈合是真正的并发症，还是在一定程度上是实际的病理本质表现。除此之外，一些人口统计学和行为因素似乎对肩袖修复的成功有影响，应该在术前有所预测或告知患者。

一些临床和影像学研究确定了人口因素，如患者年龄，似乎与肩袖的不愈合有关[7-13]。

一些研究表明，60—65 岁及以上患者的再撕裂率增加[7, 14-16]。然而截至目前，不同年龄组关节镜下可手术的肩袖病变患者都接受了肩袖修复术，并且最近的报道显示老年患者（甚至超过 65 岁）的肩袖修复术后情况良好[17-20]。

当涉及进一步的人口统计学因素（如患者

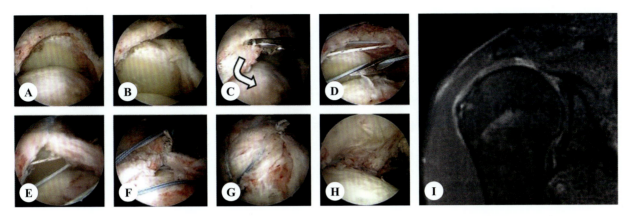

▲ 图 8-1　MRI 评估（I）显示远内侧肩袖修复（SSP）回缩超过了关节盂水平。这在诊断性关节镜手术（A 和 B）时基本得到了证实；然而，动态撕裂模式评估显示（C）了一个可修复性的反式 L 形撕裂（D 至 F），行横向无张力固定（G），关节内成功修复（H）

性别）时，也发现了同样的结果冲突：一些作者强调有与性别相关的影响[10, 21]，但其他作者没有发现此类关联[11, 13, 22, 23]。

除肌腱不愈合外，男性、年龄和合并症与直接医疗并发症和再次住院的风险升高均相关[24-27]，这将在下文中讨论。

（三）方法、适应证、知情同意

在选择适合的手术入路时，值得注意的是，尽管有相似的临床结局，（小型）开放手术的一般并发症发生率明显高于关节镜手术（arthroscopic，ASC）。在两项均超过 10 000 例患者的研究中，ASC 组的益处是浅部和深部感染的发生率明显较低，30 天内返回手术室的发生率较低，再入院的风险较低[24, 25]。

在 ASC 前如果忽视临床症状和伴随的其他病理改变，如肩锁关节炎、肩峰下撞击、LHB 不稳定、僵硬等，很可能导致治疗不足，可能引起术后患者整体满意度下降。在行肩袖修补术前应当避免不完整的患者信息和（或）不完整的关于治疗伴随疾病的书面知情同意（如 LHB 肌腱切开术或部分肩袖修复）。

二、术中并发症

肩袖修复术的许多术中、术后并发症与一般并发症重叠，在本书的各章中都有介绍。如前所述，这些情况发生在 5%～10% 的病例中，包括（在急性病例中）器械断裂、硬件故障、液体外溢[28]。

此外，术中因素包括不正确的入路位置、软骨或骨的医源性病变，甚至包括在内镜导入时肩胛上神经病变或广泛的肩袖肌腱松动。

其他一些并发症则更与肩袖特异性相关，因此应该更加注意。

缝合锚钉的拔出强度一般取决于骨的质量、锚钉的倾斜度和锚栓 – 骨界面[29]的摩擦力。

当骨发生严重骨质减少 / 骨质疏松时，可发生急性锚钉松动。对于肩袖完整的肩膀，年龄＞70 岁和女性易出现结节骨质减少[30]。尤其在长时间回缩的肩袖撕裂或是慢性进程中，大结节出现明显的骨质减少改变[31]，不利于锚钉的抗拔出强度。

应谨慎使用磨钻去除大结节骨皮质，配对分析显示在行此操作后锚钉抗拔出强度显著降低[32]。在足印区行微骨折术（或 Crimson duvet 技术）时同样需注意。

若骨质较差，外科医生可以通过手动推骨锥来建立锚钉的骨窝，以获得骨质强度。为了最终评估肩袖缝合前的锚钉稳定性，在负载方向上对缝合尾部进行用力拉拔，有助于确认稳定性（图 8-2）。

如果将骨锥置入锚钉骨窝过于牢固或方向错误，有可能戳入肱骨头软骨（若插入角度过于水平），或者引起大结节的医源性骨折（若插入角度过于垂直）。由于肩袖修补后的负载传递等原因，一般设置大约 45° 的置入角度（"木桩角度"）[33]。然而，Itoi 等认为因为存在骨变形，这种计算并不总是适用，螺纹锚钉应该以 90° 插入[29]。

最近的生物力学分析表明，与传统缝合的螺纹锚钉相比，在肩袖修复可能存在较弱的大结节骨质情况下使用全缝合锚钉与锚钉高拔出率、降低的失效负荷和增加的移位相关[34]。以上结果提示使用非全缝合锚钉进行肩袖修复或限制其在内排中的使用。

另一个潜在的致命医源性并发症是缝合锚钉的错误放置，显然是由于对锚钉放置的"增加止点内移"的误解。图 8-3 显示了一例患者的 MRI 和术中图片，患者在肱骨头软骨中央置入金属锚钉进行"肩袖修复"后持续出现症状。

正确的缝合处理是肩袖修复成功的关键之一。来自同一支锚钉的缝合线应该用外部钳夹等保持在一起，以明确它们的相互关系，并防止细菌附着。为避免在缝合通道中出现缝合线从孔眼拔出（eyelet-pullout），在拉缝合线束时

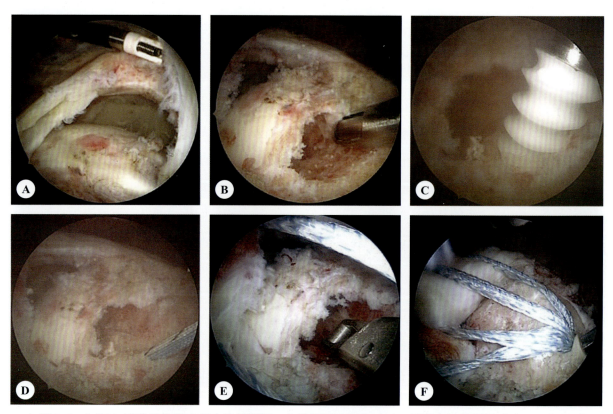

▲ 图 8-2 A 和 B. 感染后的巨大后方肩袖撕裂，之前锚钉已移除（A），残留有坑状骨洞（B）；C 和 D. 在翻修过程中，一个新的螺纹锚钉以新的 90° 角度被应用于邻近前插槽的侧缘，然而，在张力下并不能提供足够的稳定性；E. 内排骨洞；F. 最后使用无结外排固定完成肩袖修复翻修

应看到锚钉底部用以确认末端在锚钉孔内。丢失的缝合线通常不能重新插入锚钉。因此，锚钉必须与剩余的缝合线一起使用，以及（或者）用新的锚钉替换。

缝合线切割肌腱可能发生在较强的合成缝合材料通过较弱和退行性的肩袖组织时。为了防止这种情况发生，更安全的做法是不要使用长缝合线穿过肌腱打滑结，而使用推结器 /sixth finger® 来直接打结。

三、术后近期并发症

在肩关节镜的一般并发症（5%～10% 的病例）中，感染、僵硬、深静脉血栓形成是典型的术后并发症[28]。

如前所述，年龄较大、女性尤其是慢性肩袖撕裂等因素易导致骨质疏松，缝合锚钉松动率更高。在这种情况下，不仅可能发生急性锚钉松动，还可能发生亚急性或术后锚钉松动。极早期的金属锚钉松动（通过 X 线评估了超过5700 例患者）发生率为 0.1%，但是此数据来自手术当天进行的随访[35]。根据随访时间的不同，其他人的松动率为 0.01%～3%[36]。患者持续报告的不适感和（或）刮擦声引起进一步诊断。根据锚钉的材料，超声、X 线或 MRI 将有助于识别移位的锚钉（图 8-4）。在大多数情况下，取出锚钉即可（图 8-5 和图 8-6），但仍可能需要对未愈合的肩袖肌腱进行再修复。

急性感染是最严重的手术相关并发症。关节镜下肩袖手术比（小型）开放肩袖修复一般在并发症方面相对较好，有较低的浅部和深部感染发生率及较低的 30 天内再手术率[24, 25]。并发症的其他危险因素包括患者年龄＞65 岁和手术时间＞90min[24]。

约 3000 例关节镜下肩袖修复术后的早期手术并发症发生率为 0.9%，其中浅表感染和深部感染率均为 0.1%[25]。Yeranosian 等分析了165 000 例肩关节镜手术，发现不同的关节镜手术 30 天内术后感染的风险显著不同，肩袖修复的发生率最高，为 0.29%[27]。其他作者描述了肩袖修复后有 0.3%～1.9% 的病例发生深部感染，提示许多病例可能仍未被发现或未被报道，故实际可能有更高的感染率[37]。最常见的病原体是痤疮丙酸杆菌、表皮葡萄球菌和金黄色葡

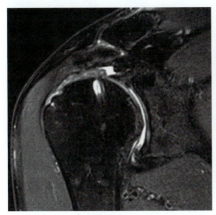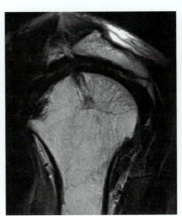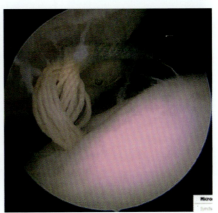

▲ 图 8-3　6 个月前行肩关节镜下肩袖修复后似乎仍有问题的患者的 MRI 和术中情况
锚钉被置于肱骨软骨的中央部分。考虑到肩袖撕裂无法修复的特性，将其移除且没有进行再修复

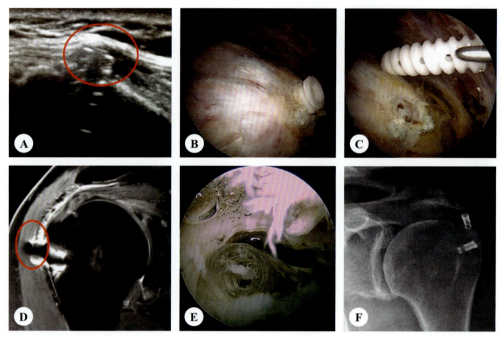

▲ 图 8-4　**A.** 超声下部分错位的可吸收锚钉；**B 和 C.** 随后进行肩关节镜检，取出原有锚钉，并进行完整的肩袖修复；**D. MRI** 下部分错位的锚钉；**E.** 术中发现部分吸收的生物锚钉；**F. X** 线显示移位的带金属芯的外排缝合锚钉

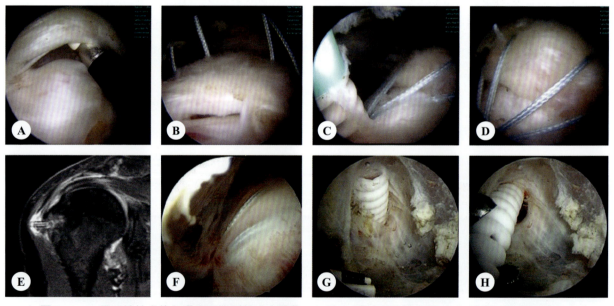

▲ 图 8-5　**A.** 用无结技术修复滑囊面撕裂的术中图像。**B 至 D.** 通过四股缝合线（**B**）并用无结锚钉固定（**C**）以达到解剖修复（**D**）。4 个月后，患者突然感到疼痛，肩膀有抓挠感。**E. MRI** 显示锚钉向三角肌筋膜松动。**F.** 肩袖修补 4 个月后再行完整重建及缝合。缝合材料保留原位，取样进行微生物培养。**G 和 H.** 将已移位至三角肌肌束的螺纹锚钉取出

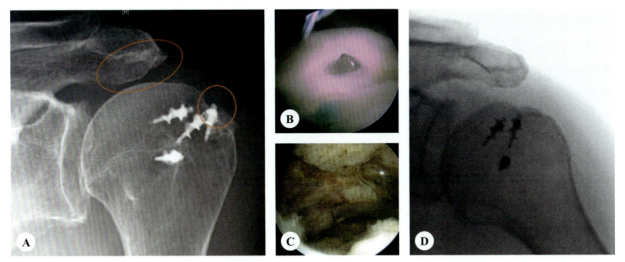

▲ 图 8-6　**A.** 一个金属缝合锚钉突起引起肩峰外侧边缘的继发性撞击和侵蚀；**B** 和 **C.** 术中图像示肩袖完整，因此只移除突出锚钉及行外侧肩峰轻度减压；**D.** 术中透视示未遗留任何机械撞击

萄球菌。这些病例的处理包括彻底的清创术，去除人工材料（如缝合锚钉），广泛灌洗和常规对病原菌进行长期静脉滴注抗生素治疗。虽然肩袖修补后的深部肩关节感染通常可以通过少量的灌洗成功治疗，但这种情况的并发症可能是毁灭性的。广泛的软组织破坏和粘连可能导致功能预后显著降低[37]。

还有一些作者评估了肩袖修复病例术后 30 天内并发症的大数据资料。Schairer 等回顾了超过 23 000 例病例，其中 1.39% 的患者经历了至少 1 次并发症（0.85% 主要并发症 vs. 0.66% 次要并发症）。同样，感染是最常见的手术相关并发症（0.3% 的患者），也是重返手术室的最常见原因。其他并发症主要为非手术相关，如尿路感染、肺栓塞和肺炎[26]。

在 18 000～20 000 例门诊肩袖修复患者的随访中，有 0.7%～1% 因心血管、感染和呼吸系统原因需要再次入院。高龄（>80 岁）、COPD、高血压和 ASA 分级 >2 级等被确定为主要的再入院预后因素[38, 39]。考虑到这些情况，应谨慎选择（门诊）肩袖修复患者。

四、术后中期和远期并发症

前面的章节中已介绍了关节镜下肩袖修复术后锚钉脱落及急性感染的发生率。

肩袖修复术大部分在制动期后都伴随有一段时间的暂时肩关节僵硬。不过，究竟什么是"僵硬"？多长时间是生理上可以接受的？什么时候应该进行干预？除僵硬以外，术后什么情况可以认为是正常的？真正的并发症从哪里开始？如前言所述，手术并发症没有可靠的定义。文献中并没有对"僵硬"或肩袖修复后"感染"的一致定义和报道，这阻碍了现有文献[40]对其发生率的客观比较。Brislin 等评估了 263 例肩袖修复患者，其术后并发症发生率为 10.6%，长时间的僵硬为主要症状[28]。与此同时，在定义不明确和通常不会发展为明显的深部感染症状的低度感染病例中，长时间僵硬可能是临床的关键发现。两种病理改变之间有一个平稳的过渡，因此未发现病例的比率应当较高。Horneff 等对 68 例肩部关节镜手术后持续疼痛或僵硬的患者进行了回顾，发现 23.5% 的病例存在痤疮丙酸杆菌感染。我们的 169 例关节镜术后 12 个月以上的翻修病例显示，与复发性肩关节病变相比（如再撕裂），使用合成缝合材料的非特异性肩膀疼痛或僵硬病例（50%～63%）的细菌感染发生率最高（Pauly 等，SECEC，2017）。这似乎是可解释的，因为目前可用的合成缝合材料[41]被发现有很强的细菌黏附性和生物膜形成。

对于这些病例，与急性感染相同的治疗方法似乎是合理的：彻底冲洗，如果可能，取出合成材料，以及针对生物膜行靶向抗生素治疗 6～12 周。

尽管目前对低度感染的认识有限，但对术中处理任何合成缝合线或锚钉仍应有一定意义。

许多研究已经评估了单排或双排肩袖后再撕裂的百分比，为 5%～95%，必须将其限制在 23%～30%，其具体取决于一些内在和外在因素。

尽管双排修复[45-50]改善了足印区重建[42-44]并改善了生物力学性能，但操作时间和费用比单排修复高。当前可用的临床研究尚未证明该方法的显著效果[51-57]。据文献报道，行双排大面积肩袖撕裂修复术，术后影像学情况得到改善，但临床效果却不佳[51, 58-61]。

双排修复后肩袖再撕裂可表现为以下情况。
- 肌腱伸长（"连续性破坏"[62]）。
- 真正的再撕裂或无法愈合到解剖再固定的程度[53, 63]。
- 与内侧锚钉相邻的"内侧肩袖重建失败"[64-66]。

重要的是，肩袖再撕裂并不意味着完全丧失良好功能[9]。有报道称，在完全愈合之后的患者功能可得到改善[67]。

最近的研究和 Meta 分析发现，愈合组和未愈合组之间的临床评分并无显著差异，但确实发现愈合组肌肉力量增加[68-70]。似乎肩峰下减压术、滑囊切除术或额外的肱二头肌长头肌腱治疗可以通过减轻疼痛和改善这些患者的主动运动来改善临床指标。在行肩袖再撕裂修复前，应综合考虑以上因素。

参考文献

[1] Goutallier D, Postel JM, Bernageau J, et al. Fatty muscle degeneration in cuff ruptures. Pre- and postoperative evaluation by CT scan. Clin Orthop Relat Res. 1994:78–83.

[2] Fuchs B, Weishaupt D, Zanetti M, et al. Fatty degeneration of the muscles of the rotator cuff: assessment by computed tomography versus magnetic resonance imaging. J Shoulder Elbow Surg. 1999;8:599–605.

[3] Gladstone JN, Bishop JY, Lo IK, et al. Fatty infiltration and atrophy of the rotator cuff do not improve after rotator cuff repair and correlate with poor functional outcome. Am J Sports Med. 2007;35:719–28.

[4] Goutallier D, Postel JM, Gleyze P, et al. Influence of cuff muscle fatty degeneration on anatomic and functional outcomes after simple suture of full-thickness tears. J Shoulder Elbow Surg. 2003;12:550–4.

[5] Shen PH, Lien SB, Shen HC, et al. Long-term functional outcomes after repair of rotator cuff tears correlated with atrophy of the supraspinatus muscles on magnetic resonance images. J Shoulder Elbow Surg. 2008;17:1S–7S.

[6] Meyer DC, Farshad M, Amacker NA, et al. Quantitative analysis of muscle and tendon retraction in chronic rotator cuff tears. Am J Sports Med. 2012;40:606–10.

[7] Boileau P, Brassart N, Watkinson DJ, et al. Arthroscopic repair of full-thickness tears of the supraspinatus: does the tendon really heal? J Bone Joint Surg Am. 2005;87:1229–40.

[8] Clayton RA, Court-Brown CM. The epidemiology of musculoskeletal tendinous and ligamentous injuries. Injury. 2008;39:1338–44.

[9] Defranco MJ, Bershadsky B, Ciccone J, et al. Functional outcome of arthroscopic rotator cuff repairs: a correlation

of anatomic and clinical results. J Shoulder Elbow Surg. 2007;16:759–65.

[10] Grasso A, Milano G, Salvatore M, et al. Single-row versus double-row arthroscopic rotator cuff repair: a prospective randomized clinical study. Arthroscopy. 2009;25:4–12.

[11] Milgrom C, Schaffler M, Gilbert S, et al. Rotator-cuff changes in asymptomatic adults. The effect of age, hand dominance and gender. J Bone Joint Surg Br. 1995;77:296–8.

[12] Sorensen AK, Bak K, Krarup AL, et al. Acute rotator cuff tear: do we miss the early diagnosis? A prospective study showing a high incidence of rotator cuff tears after shoulder trauma. J Shoulder Elbow Surg. 2007;16:174–80.

[13] Yamaguchi K, Ditsios K, Middleton WD, et al. The demographic and morphological features of rotator cuff disease. A comparison of asymptomatic and symptomatic shoulders. J Bone Joint Surg Am. 2006;88:1699–704.

[14] Cho NS, Lee BG, Rhee YG. Arthroscopic rotator cuff repair using a suture bridge technique: is the repair integrity actually maintained? Am J Sports Med. 2011;39:2108–16.

[15] Gumina S, Carbone S, Campagna V, et al. The impact of aging on rotator cuff tear size. Musculoskelet Surg. 2013;97(Suppl 1):69–72.

[16] Kamath G, Galatz LM, Keener JD, et al. Tendon integrity and functional outcome after arthroscopic repair of high-grade partial-thickness supraspinatus tears. J Bone Joint Surg Am. 2009;91:1055–62.

[17] Flurin PH, Hardy P, Abadie P, et al. Rotator cuff tears after 70 years of age: a prospective, randomized, comparative study between decompression and arthroscopic repair in 154 patients. Orthop Traumatol Surg Res. 2013;99:S371–8.

[18] Pauly S, Stahnke K, Klatte-Schulz F, et al. Do patient age and sex influence tendon cell biology and clinical/ radiographic outcomes after rotator cuff repair? Am J Sports Med. 2015;43:549–56.

[19] Robinson PM, Wilson J, Dalal S, et al. Rotator cuff repair in patients over 70 years of age: early outcomes and risk factors associated with re-tear. Bone Joint J. 2013;95-B:199–205.

[20] Verma NN, Bhatia S, Baker CL 3rd, et al. Outcomes of arthroscopic rotator cuff repair in patients aged 70 years or older. Arthroscopy. 2010;26:1273–80.

[21] Chung SW, Oh JH, Gong HS, et al. Factors affecting rotator cuff healing after arthroscopic repair: osteoporosis as one of the independent risk factors. Am J Sports Med. 2011;39:2099–107.

[22] Osti L, Papalia R, Del Buono A, et al. Comparison of arthroscopic rotator cuff repair in healthy patients over and under 65 years of age. Knee Surg Sports Traumatol Arthrosc. 2010;18:1700–6.

[23] Tashjian RZ, Hollins AM, Kim HM, et al. Factors affecting healing rates after arthroscopic double-row rotator cuff repair. Am J Sports Med. 2010;38:2435–42.

[24] Day M, Westermann R, Duchman K, et al. Comparison of short-term complications after rotator cuff repair: open versus arthroscopic. Arthroscopy. 2018;34:1130–6.

[25] Owens BD, Williams AE, Wolf JM. Risk factors for surgical complications in rotator cuff repair in a veteran population. J Shoulder Elbow Surg. 2015;24:1707–12.

[26] Schairer WW, Nwachukwu BU, Fu MC, et al. Risk factors for short-term complications after rotator cuff repair in the united states. Arthroscopy. 2018;34:1158–63.

[27] Yeranosian MG, Arshi A, Terrell RD, et al. Incidence of acute postoperative infections requiring reoperation after arthroscopic shoulder surgery. Am J Sports Med. 2014;42:437–41.

[28] Brislin KJ, Field LD, Savoie FH 3rd. Complications after arthroscopic rotator cuff repair. Arthroscopy. 2007;23:124–8.

[29] Itoi E, Nagamoto H, Sano H, et al. Deadman theory revisited12. Biomed Mater Eng. 2016;27:171–81.

[30] Clavert P, Bouchaib J, Sommaire C, et al. Does bone density of the greater tuberosity change in patients over 70? Orthop Traumatol Surg Res. 2014;100:109–11.

[31] Cadet ER, Hsu JW, Levine WN, et al. The relationship between greater tuberosity osteopenia and the chronicity of rotator cuff tears. J Shoulder Elbow Surg. 2008;17:73–7.

[32] Hyatt AE, Lavery K, Mino C, et al. Suture anchor biomechanics after rotator cuff footprint decortication. Arthroscopy. 2016;32:544–50.

[33] Burkhart SS. The deadman theory of suture anchors: observations along a south Texas fence line. Arthroscopy. 1995;11:119–23.

[34] Nagra NS, Zargar N, Smith RD, et al. Mechanical properties of all-suture anchors for rotator cuff repair. Bone Joint Res. 2017;6:82–9.

[35] Skaliczki G, Paladini P, Merolla G, et al. Early anchor displacement after arthroscopic rotator cuff repair. Int Orthop. 2015;39:915–20.

[36] Desai VS, Southam BR, Grawe B. Complications following arthroscopic rotator cuff repair and reconstruction. JBJS Rev. 2018;6:e5.

[37] Atesok K, Macdonald P, Leiter J, et al. Postoperative deep shoulder infections following rotator cuff repair. World J Orthop. 2017;8:612–8.

[38] Heyer JH, Kuang X, Amdur RL, et al. Identifiable risk factors for thirty-day complications following arthroscopic rotator cuff repair. Phys Sportsmed. 2018;46:56–60.

[39] Kosinski LR, Gil JA, Durand WM, et al. 30-Day readmission following outpatient rotator cuff repair: an analysis of 18,061 cases. Phys Sportsmed. 2018;46:466–70.

[40] Audige L, Blum R, Muller AM, et al. Complications following arthroscopic rotator cuff tear repair: a systematic review of terms and definitions with focus on shoulder stiffness. Orthop J Sports Med. 2015;3:2325967115587861.

[41] Masini BD, Stinner DJ, Waterman SM, et al. Bacterial adherence to high-tensile strength sutures. Arthroscopy. 2011;27:834–8.

[42] Brady PC, Arrigoni P, Burkhart SS. Evaluation of residual rotator cuff defects after in vivo single- versus double-row rotator cuff repairs. Arthroscopy. 2006;22:1070–5.

[43] Mazzocca AD, Millett PJ, Guanche CA, et al. Arthroscopic single-row versus double-row suture anchor rotator cuff repair. Am J Sports Med. 2005;33:1861–8.

[44] Meier SW, Meier JD. Rotator cuff repair: the effect of double-row fixation on three-dimensional repair site. J Shoulder Elbow Surg. 2006;15:691–6.

[45] Ma CB, Comerford L, Wilson J, et al. Biomechanical evaluation of arthroscopic rotator cuff repairs: double-row compared with single-row fixation. J Bone Joint Surg Am. 2006;88:403–10.

[46] Meier SW, Meier JD. The effect of double-row fixation on initial repair strength in rotator cuff repair: a biomechanical study. Arthroscopy. 2006;22:1168–73.

[47] Pauly S, Fiebig D, Kieser B, et al. Biomechanical comparison of four double-row speed-bridging rotator cuff repair techniques with or without medial or lateral row enhancement. Knee Surg Sports Traumatol Arthrosc. 2011;19:2090–7.

[48] Pauly S, Kieser B, Schill A, et al. Biomechanical comparison of 4 double-row suture-bridging rotator cuff repair techniques using different medial-row configurations. Arthroscopy. 2010;26:1281–8.

[49] Smith CD, Alexander S, Hill AM, et al. A biomechanical comparison of single and double-row fixation in arthroscopic rotator cuff repair. J Bone Joint Surg Am. 2006;88:2425–31.

[50] Waltrip RL, Zheng N, Dugas JR, et al. Rotator cuff repair. A biomechanical comparison of three techniques. Am J Sports Med. 2003;31:493–7.

[51] Chen M, Xu W, Dong Q, et al. Outcomes of single-row versus double-row arthroscopic rotator cuff repair: a systematic review and meta-analysis of current evidence. Arthroscopy. 2013;29:1437–49.

[52] Dehaan AM, Axelrad TW, Kaye E, et al. Does double-row rotator cuff repair improve functional outcome of patients compared with single-row technique? A systematic review. Am J Sports Med. 2012;40:1176–85.

[53] Pauly S, Gerhardt C, Chen J, et al. Single versus double-row repair of the rotator cuff: does double-row repair with improved anatomical and biomechanical characteristics lead to better clinical outcome? Knee Surg Sports Traumatol Arthrosc. 2010;18:1718–29.

[54] Perser K, Godfrey D, Bisson L. Meta-analysis of clinical and radiographic outcomes after arthroscopic single-row versus double-row rotator cuff repair. Sports Health. 2011;3:268–74.

[55] Prasathaporn N, Kuptniratsaikul S, Kongrukgreatiyos K. Single-row repair versus double-row repair of full-thickness rotator cuff tears. Arthroscopy. 2011;27:978–85.

[56] Saridakis P, Jones G. Outcomes of single-row and double-row arthroscopic rotator cuff repair: a systematic review. J Bone Joint Surg Am. 2010;92:732–42.

[57] Sheibani-Rad S, Giveans MR, Arnoczky SP, et al. Arthroscopic single-row versus double-row rotator cuff repair: a meta-analysis of the randomized clinical trials. Arthroscopy. 2013;29:343–8.

[58] Denard PJ, Jiwani AZ, Ladermann A, et al. Long-term outcome of arthroscopic massive rotator cuff repair: the importance of double-row fixation. Arthroscopy. 2012;28:909–15.

[59] Duquin TR, Buyea C, Bisson LJ. Which method of rotator cuff repair leads to the highest rate of structural healing? A systematic review. Am J Sports Med. 2010;38:835–41.

[60] Xu C, Zhao J, Li D. Meta-analysis comparing single-row and double-row repair techniques in the arthroscopic treatment of rotator cuff tears. J Shoulder Elbow Surg. 2014;23:182–8.

[61] Zhang Q, Ge H, Zhou J, et al. Single-row or double-row fixation technique for full-thickness rotator cuff tears: a meta-analysis. PLoS One. 2013;8:e68515.

[62] Mccarron JA, Derwin KA, Bey MJ, et al. Failure with continuity in rotator cuff repair "healing". Am J Sports Med. 2013;41:134–41.

[63] Scheibel M. Recurrent defects of the rotary cuff: causes and therapeutic strategies. Oper Orthop Traumatol. 2012;24:458–67.

[64] Hayashida K, Tanaka M, Koizumi K, et al. Characteristic retear patterns assessed by magnetic resonance imaging after arthroscopic double-row rotator cuff repair. Arthroscopy. 2012;28:458–64.

[65] Trantalis JN, Boorman RS, Pletsch K, et al. Medial rotator cuff failure after arthroscopic double-row rotator cuff repair. Arthroscopy. 2008;24:727–31.

[66] Yamakado K, Katsuo S, Mizuno K, et al. Medial-row failure after arthroscopic double-row rotator cuff repair. Arthroscopy. 2010;26:430–5.

[67] Charousset C, Bellaiche L, Kalra K, et al. Arthroscopic repair of full-thickness rotator cuff tears: is there tendon healing in patients aged 65 years or older? Arthroscopy. 2010;26:302–9.

[68] Kim KC, Shin HD, Lee WY. Repair integrity and functional outcomes after arthroscopic suturebridge rotator cuff repair. J Bone Joint Surg Am. 2012;94:e48.

[69] Russell RD, Knight JR, Mulligan E, et al. Structural integrity after rotator cuff repair does not correlate with patient function and pain: a meta-analysis. J Bone Joint Surg Am. 2014;96:265–71.

[70] Slabaugh MA, Nho SJ, Grumet RC, et al. Does the literature confirm superior clinical results in radiographically healed rotator cuffs after rotator cuff repair? Arthroscopy. 2010;26:393–403.

第 9 章　上关节囊重建术并发症
Complications of Superior Capsular Reconstruction

Stefan Greiner　Leonard Achenbach　著

年轻患者不可修复的肩袖撕裂损伤的临床管理非常具有挑战性，并且仍缺乏较为统一的治疗选择。针对保存关节功能与结构的治疗方式包括手术治疗和非手术治疗，手术治疗包括多种术式，如关节镜清创术、二头肌肌腱切断术或肌腱固定术、部分肩袖修复、补片增强、肌腱转移、上肩胛骨重建和反向全肩关节置换术等。

除以上术式外，上关节囊重建术（superior capsular reconstruction，SCR）也是解决不可修复性后上肩袖撕裂的一种选择。Mihata 等在 2013 年第一次提出该术式可用于重建肩关节后上关节囊，并可在肩关节运动中恢复肱骨头和肩胛盂窝的中心对应关系。第一次应用该术式的主观与客观结果均显示其具有非常良好的临床应用前景，但目前仍旧缺乏长期的随访研究去进一步探讨患者的长期临床效果[1-3]。

本章的目的是探讨这一术式的相关并发症。

一、术前评估（手术指征）/ 由患者选择导致的失败

目前没有针对如何选择合适的手术患者及何种患者能从该术式中受益最多的共识。这项术式及其手术指征在 2013 年第一次被详细描述以来，不同的术者针对这项术式发表了各不相同的手术指征。

然而，各种可能的并发症及手术失败与错误的手术患者选择有非常大的关联。

在合并不可修复的后上关节囊撕裂的肩关节痛患者中，SCR 被认为是一种有效的治疗选择。然而，患者仍应当通过术前 X 线检查，明确其有无合并终末期肩关节骨关节炎，因为肩关节骨关节炎是该项术式的禁忌证。

值得术者注意的是，即使目前的文献显示，该术式在冈下肌完全撕裂的患者中仍能有较为良好的临床收益，但部分冈下肌完整的患者应该更加适用于该术式[1]。完整的小圆肌应是该技术获得成功的必要条件，因此临床检查时应当排除 Hornblower 征阳性或肩关节外旋滞后超过 20° 的患者。同时，由于 SCR 只针对后上关节囊，关节囊的前方结构（如肩胛下肌）应当保持结构完整或至少能够通过手术修复。

为了避免由于错误的患者选择导致手术失败，患者选择时应当满足以下条件。

1. 临床检查

- 术前患者不应出现肩关节假性麻痹。
- 外旋滞后征＜20°，肩胛下肌试验阴性。

2. 影像学检查

X 线及磁共振检查表现如下。

- 肩关节无终末期骨关节炎表现。
- 肩胛下肌完整或可修复。
- 小圆肌结构完整。

不论是术前还是术中，都应仔细检查以上因素以确保患者有正确的手术指征，因为肩袖撕裂的模式可以从上次患者检查后进一步进展和变化。此外，应在术中检查 RC 肌腱，尤其是肩胛下肌肌腱的可修复性。如果冈上肌肌腱撕裂可进行修复或肩胛下肌肌腱撕裂不可修复，则应改变治疗方案。

总之，Bateman 3 级后上方撕裂，包括冈上肌完全撕裂及合并严重肌腱回缩的冈下肌上部撕裂（Patte 3 级），以及肩袖肌肉存在严重脂肪浸润（Goutallier 3 级或以上），均是 SCR 的良好指征（图 9-1）[4-6]（表 9-1）。

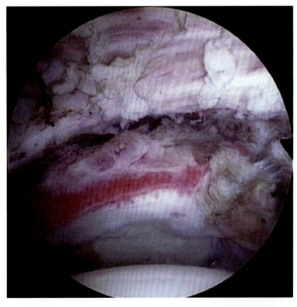

▲ 图 9-1　肩关节镜下右肩关节冈上肌肌腱回缩

二、术中并发症

对于所有关节镜术者来说，患者体位、血压、泵压都是并发症的可能来源（见第 1 章和第 2 章）。在接下来的讨论中，我们会聚焦于该技术的特征性并发症。

（一）关节盂和肱骨的术前准备

患者处于沙滩椅位，患侧手臂取中立的外展外旋舒适位进行固定。在手术开始时，首先建立关节镜入路并评估盂肱关节状态，确认临床及 MRI 的检查结果。

应当尽可能修复撕裂的肩关节结构，如冈下肌和肩胛下肌肌腱。由于肩袖撕裂通常涉及

表 9-1　上关节囊重建术的指征和禁忌

指征	**我们认同的指征** • 后上方撕裂（Bateman 3 级） • 严重的肌腱回缩（Patte 3 级） • 严重的脂肪浸润（Goutallier 3 级以上） • 保守治疗失败 • 无法忍受的肩关节疼痛 **最初描述的指征** [1] • 不可修复的肩袖撕裂：撕裂的肌腱无法在关节镜下牵引回到最初的解剖学位置
禁忌	• 终末期关节炎 • 严重骨缺损 • 腋神经麻痹 • 肩关节僵硬 • 外旋滞后征＞20° • 伴随不可修复的肩胛下肌撕裂 • 肩关节假性麻痹 • 关节内骨组织严重变形（Mihata 5 级） • 肱骨头严重上移，手臂无法牵引移动 • 颈或腋神经麻痹 • 三角肌功能缺失 • 感染

二头肌长头腱及滑车复合体，可行二头肌肌腱固定术或离断术。

首先，使用刨削刀和磨头清理肩胛盂上缘内侧的骨质，以形成用于内侧补片移植固定的骨床，然后清理并准备大结节处撕裂的肩袖肌腱附着区。

在进行上肩胛骨清理时，有可能出现肩胛上神经损伤的并发症。因此在进行清创时必须仔细于镜下观察关节内结构，并避免进入肩关节内侧以保护神经。

过度的骨清创及骨质量差会导致后期固定锚钉拔出，应当尽量避免这一情况。

根据肩胛骨的解剖结构及患者的个体化特点，将 2 个 3-0 双线锚钉固定于肩胛骨基部前方的上肩胛骨，以及固定于仍完整的后侧肩袖内侧边界。根据患者个体的解剖学特点，理想的入路包括前上入路、Neviaser 入路和后上入路。

锚钉的错误定位及脱出也是可能发生的并发症之一。我们推荐使用脊髓穿刺针进行入路模拟，并检查外侧锚钉嵌入点以防止这些并发症。在由内侧向肩胛骨钻孔进行锚钉置入时，应当尽可能小心以防止关节盂的软骨表面穿孔（图 9-2）。

将装有 FiberTapes 和 2-0 Fibre 线的 2 个 4.75mm 锚钉放置在大结节前后的软骨骨连接处，前锚置于二头肌沟的后方。在评估残余后肩袖活动度后，将后锚放置在大结节的后部，以便残余冈下肌肌腱上部的修复和移动。使用该锚的 Fibre 线将冈下肌肌腱向大结节牵引，从而部分修复并减小撕裂损伤。

通过使用关节内测量工具对每个锚钉间的距离进行测量（图 9-3），每个锚钉作为标志，

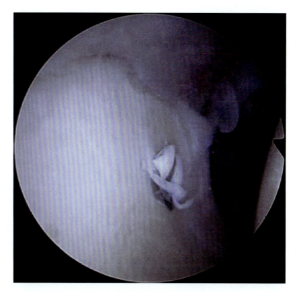

▲ 图 9-2　由于关节盂锚钉过多的侧向钻孔，关节盂软骨表面穿孔

用来在冠状位及矢状位的内外侧评估补片的大小。补片长度需横向增加 1cm，以覆盖主要结节的切迹。

在内外侧距离的测量过程中，手臂的体位发挥着重要作用。过度外展会导致测量尺寸过小，从而导致补片过度张紧和重建失败。我们建议采用 10°～30° 的外展角和旋转中立位，以防止出现该问题。

所有缝合线由同一外侧入路退出，该步骤也可能出现夹在缝线之间的软组织桥和缝合线缠结，使得补片无法在关节内通过（图 9-4）。因此，需要着重检查有无软组织被扭曲缠结到缝合线中，并使得补片能够顺利由外侧入路通过（图 9-5）。

（二）贴片准备

已经描述了用于重建上关节囊的不同补片。Mihata 等描述了一种自体阔筋膜移植[1]。为了降低供体部位的发病率，最近的文献报道使用合成贴片、异体真皮移植或自体肱二头肌长头

移植[1, 7, 8]。作者的选择是猪异种移植或异体真皮移植，这将详细解释。

根据关节镜测量结果，制备双层脱细胞猪皮异种移植贴片，然后通过连续的可吸收缝合线将两层缝合在一起（图 9-6）。

由于这种脱细胞真皮移植物非常坚硬，因此在将两层缝合在一起时可能会发生针头断裂。将内侧双负荷锚钉的每个缝合端穿过补片，使得每个内侧锚钉有两对纤维缝合线。然后根据内侧

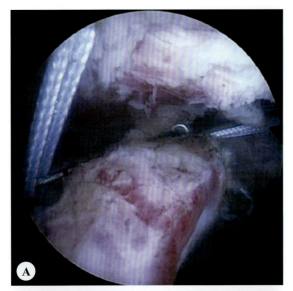

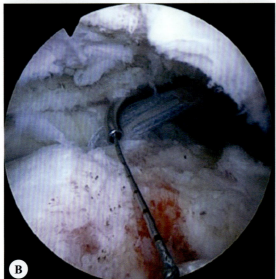

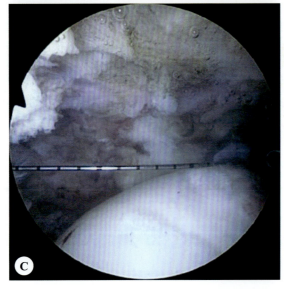

▲ 图 9-3　关节镜下：测量移植物的尺寸并准备移植物

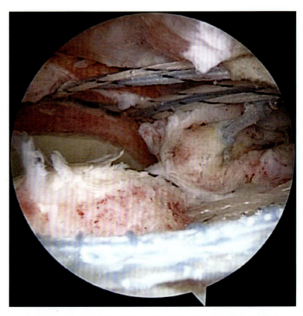

▲ 图 9-4　关节镜下所有锚钉及其对应缝合的位置

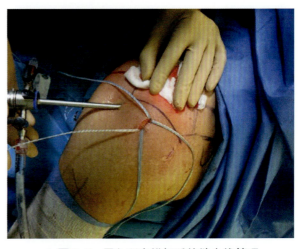

▲ 图 9-5　置入所有锚钉后的缝合线管理

锚钉到大结节骨软骨边界的距离来将 FiberTape 缝合线从锚钉置入处穿过补片的外侧缘。这一步骤中最常见的并发症也是缝合线缠结。

（三）内侧固定

将每个内侧锚钉的两条最中间缝合线打结，以形成一个滑轮，可将移植物带入关节内。将补片向上卷起，通过钝性止血钳及拉动形成滑轮的每条缝合线的自由端，将其牵引进入关节内。此时最好将关节镜放置在前上入路，以获得最佳视野。通过抓取器将补片展平。将补片每个部位的缝合线通过其对应的入路牵出然后打结，将其固定在内侧关节盂边缘。最后，将滑轮缝合线的自由端绑在一起，在中间形成一个双滑轮结构。

这是非常复杂的一个步骤，软组织桥接、缝合线缠结、锚钉置入失败及松脱、移植物的过大或过小等都会引起该项技术的失败，并且每项上述并发症的出现均有可能使得该术式无

法进行下去（图 9-7）。

（四）外侧固定

将 Fibre 缝合线拉紧，然后将移植物向大结节的切迹区按压。将每个锚钉的一根缝合线交叉并牵拉移植物的外侧残端将移植物压到准备好的切记上。通过置入两个额外的 4.75mm 无结锚钉，将缝合线固定在大结节上的移植物外侧缘。

最后，使用 2-0 Fibre 缝合线将冈下肌肌腱的残余部分以一侧到另一侧的方式固定到移植物的后缘（图 9-8）。

三、术后管理

手术后，患者必须经过基本常规的术后管理，包括伤口检查、拆线、必要时止痛。患者的患肢手臂应在肩外展 30° 的吊带中维持 6 周，期间不允许进行主动肩关节运动。

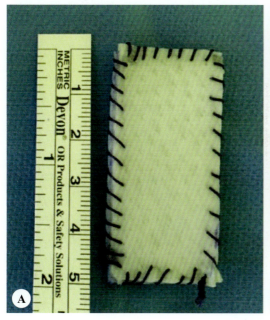
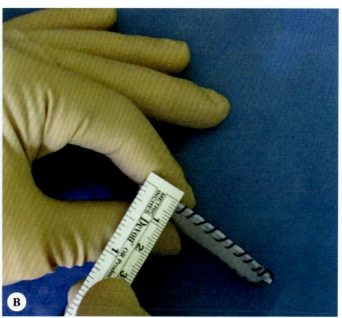

▲ 图 9-6　移植物准备

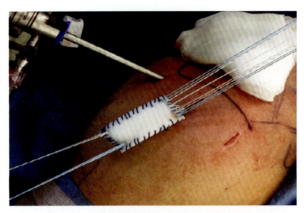

▲ 图 9-7 缝合线穿过移植物及移植物准备

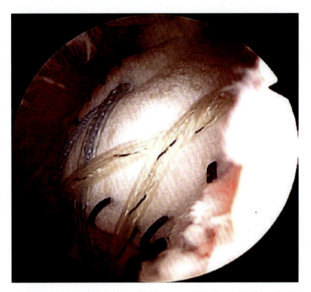

▲ 图 9-8 后侧入路关节镜直视下的左肩关节，上关节囊重建术的外侧固定

从第 4 周开始，可以开始进行被动辅助运动，屈曲和外展需限制在 60° 以内。6 周后可移除吊带，并开始行无限制的被动与主动运动。外旋力量练习应从 12 周开始训练。这种术后管理方案应与患者个体情况和术中具体情况的不同而有所不同，例如有无行肩胛下肌复位和肱二头肌肌腱固定术或肌腱切断术。

四、并发症

除一些基本的并发症，如感染、关节僵硬及再撕裂以外（图 9-10），特异性并发症包括在内侧关节盂进行锚钉钻孔时，由于错误的角度和体位导致关节盂穿孔。必须根据患者个人的解剖学特点进行内侧锚钉钻孔，通过调整到钻孔的最佳角度和钻孔内侧锚钉的最佳入路来避免这一并发症。

由于移植物的双层结构过厚，术后 MRI 的评估也存在一定困难（图 9-9），但是补片若出现显著撕裂，仍可在 MRI 检查中被发现（图 9-10）。

结论

上关节囊重建术是一种很有前景的新技术，它为无法修复的后上肩袖撕裂的年轻患者提供了一种治疗选择。它能有效缓解疼痛并恢复功能。然而，由于这一技术最近才被开发和介绍，因而仍旧缺乏针对它的中长期临床收益评估，同时也需要更多的研究来确认其在未来的临床应用前景。

▲ 图 9-9　MRI 显示左肩关节内的完整补片移植物

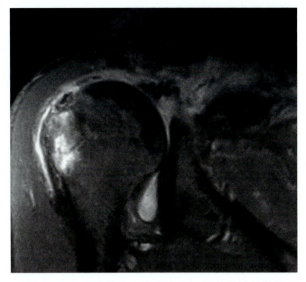

▲ 图 9-10　MRI 显示右肩关节内的补片移植物外侧撕裂，继发肱骨头囊性化

参考文献

[1] Mihata T, Lee TQ, Watanabe C, et al. Clinical results of arthroscopic superior capsule reconstruction for irreparable rotator cuff tears. Arthroscopy. 2013;29(3):459–70.

[2] Mihata T, McGarry MH, Pirolo JM, et al. Superior capsule reconstruction to restore superior stability in irreparable rotator cuff tears. Am J Sports Med. 2012;40(10):2248–55.

[3] Mihata T, McGarry MH, Kahn T, et al. Biomechanical role of capsular continuity in superior capsule reconstruction for irreparable tears of the supraspinatus tendon. Am J Sports Med. 2016;44(6):1423–30.

[4] Bayne O, Bateman J. Long-term results of surgical repair of full-thickness rotator cuff tears. In: Bateman JE, Welsh R, editors. Surgery of the shoulder. Philadelphia: CV Mosby; 1984.

[5] Patte D. Classification of rotator cuff lesions. Clin Orthop. 1990;(254):81–6.

[6] Goutailler D, Postel J, Bernageau J, et al. Fatty muscle degeneration in cuff ruptures: pre and postoperative evaluation by CT scan. Clin Orthop. 1994;(304):78–83.

[7] Gupta AK, Hug K, Boggess B, et al. Massive or 2-tendon rotator cuff tears in active patients with minimal glenohumeral arthritis: clinical and radiographic outcomes of reconstruction using dermal tissue matrix xenograft. Am J Sports Med. 2013;41:872–9.

[8] Boutsiadis A, Chen S, Jiang C, et al. Long head of biceps as a suitable available local tissue autograft for superior capsular reconstruction: "the Chinese way". Arthrosc Tech. 2017;6(5):e1559–66.

第 10 章　肌腱转位术并发症
Complications in Tendon Transfers

Daniel Henderson　Simon Boyle　著

使用上肢肌腱转移治疗肩部病变已有悠久的历史，近年来人们对这一治疗方式重新提起兴趣。L'episcopo 在 1934 年第一次对转位进行了描述[1]，他利用大圆肌肌腱治疗产科臂丛神经麻痹。Zachary 在 1947 年对此技术进行了改进，他将大圆肌肌腱和背阔肌肌腱一起用于转位[2]。然而，Gerber 在 1988 年认识到，治疗臂丛神经损伤中肩胛上神经麻痹引起的"神经性肩袖缺损"的相同治疗原则也可以应用于肩袖缺损的肩关节。在处理巨大不可修复的上肩袖撕裂时，他描述的背阔肌肌腱转位取得了很好的效果[3-5]。同样，在 1997 年，Wirth 和 Rockwood 描述了胸大肌肌腱转位治疗无法修复的肩胛肌腱下撕裂[6]。

随着肩关节手术的发展，人们对肩周肌腱转位术的作用也有了认识。这也使人们对使用不同的供体肌腱治疗肩袖缺损进行广泛的思考。尽管 Elhassan 及其同事认为背阔肌肌腱是治疗肩胛下肌缺损的更合适的移植物，但使用胸大肌和胸小肌移位治疗不可修复的肩胛下肌撕裂的早期结果同样令人满意。随着人们对肌腱转位作用的进一步认识，外科技术的进步使得许多新的手术可以在关节镜辅助或全关节镜下进行[7-11]。Gerber 的开放式双切口技术转

移背阔肌肌腱治疗后上肩袖缺损已显示出良好的长期疗效。这种肌腱转位技术随后被改进为单切口开放转位、关节镜辅助转位和全关节镜手术[5, 12-14]。

这些技术的发展，丰富了现代肩关节外科医生的"武器库"，为处理难以修复的巨大肩袖撕裂的难题提供了有价值的新工具。然而，这些技术并非没有缺点，尤其是考虑到手术的复杂性和此类患者的多样性。许多需要行肌腱转位的患者可能都曾经历过多次治疗或手术，使得进一步的手术更具挑战性。此外，这些患者经常发展和适应复杂的运动模式，以弥补他们的肩袖缺陷。

在这一章中，我们将总结关节镜和关节镜辅助肌腱转位用于治疗不可修复的肩袖损伤、患者选择和手术本身的潜在并发症。

一、术前评估（手术指征）

避免术后不良结果的主要因素之一是仔细和恰当的患者选择。对于肩周肌腱转位的手术尤其如此。

肌腱转位的传统适应证是肩关节可以被动活动的患者，存在疼痛合并不可修复的肩袖撕

裂相关的功能障碍。许多学者认为，"不可修复性"可在术前根据临床检查和症状持续时间，结合横切面影像学检查结果（如收缩程度、萎缩程度和脂肪浸润）来确定。另一些外科医生采取更务实的方法，直到术中关节镜下可以对回缩和组织质量进行充分的评估后，才做不可修复的判断[15-17]。可被视为潜在禁忌证的其他因素包括曾手术失败的患者、喙肩弓断裂（并伴有肱骨头前上脱位的潜在风险）、三角肌缺乏、盂肱关节僵硬和存在神经损伤。

除这些因素外，在一些随访研究中，亚组分析显示，尽管术后肩关节有改善，但在翻修病例尤其是之前肌腱修复失败的病例中发现功能结果较差[4, 15, 18-20]。因此，对这类患者的手术应谨慎考虑。

在这一类手术开始之前，重要的是外科医生理解肩袖中力偶作用的基本原理。许多研究表明，在肩胛下肌不完整的情况下，即使转位手术技术良好，背阔肌转位治疗后上肩袖缺损，仍导致较差的功能结果。这种较差的结果被认为是由于缺少肩胛下肌的力偶功能[4, 18, 21]。鉴于这一原则，在计划对前方和后肩袖缺损患者进行手术治疗时应格外小心。在这些情况下，在使用肌腱转位治疗无法修复的后上袖撕裂时必须考虑同时修复肩胛下肌。不可修复的前、后部撕裂对外科医生来说是一个特别困难的临床场景。虽然有一系列病例中描述了单肌腱转位带来的功能和症状改善，但是应谨慎地给出预后，这种情况更适合考虑可恢复功能力偶的双肌腱转位。

归根结底，为合适的患者选择最佳的肌腱转位方式是产生良好结局的最重要的决定因素。随着科学和实践的发展，在特定情况下什么是"最好"的转位方式可能仍然值得讨论。目前，长期随访的一系列病例证实，背阔肌似乎可以作为后上肩袖缺损的最佳替代，恢复外旋功能的同时也可辅助前屈[5, 18, 22]。同样，一些中心在其他替代方案（如使用下斜方肌转位）上也得到不错的结果[23-25]。

虽然还不太确定，而且证据基础较小，但无论从生物力学角度还是结果来看，背阔肌似乎也为治疗不可修复的肩胛下撕裂提供了功能性转位。也仍有学者支持胸大肌和胸小肌作为替代肌腱供体，因为一系列临床病例也证明了其临床疗效[7-11, 26-28]。

二、术中并发症

肩关节周围的肌腱转位手术在技术上要求很高，尤其是在关节镜下进行时，要求术者具备高水平的关节镜技术。此类手术潜在的术中困难和并发症包含了之前章节讨论的肩关节镜手术的所有挑战，尤其是需要有良好的观察。成功完成关节镜下肌腱转位手术的关键在于了解、鉴别和术中观察肩关节周围的三维解剖结构。清楚地辨认相关解剖结构可以安全地获取、通过和固定供体肌腱，而不会对附近的神经造成损伤或损害，并且可使转移的肌腱较好地沿着新的功能轴走行。

背阔肌肌腱的获取需要对肩关节前间室有较深的了解。最好仔细识别和保护腋神经，因为它通过肩胛下肌的前下方。在肌腱取材时，腋神经就在背阔肌上。桡神经向前走行经过位于背阔肌的肌肉肌腱结合处。因此在使用背阔肌转位治疗肩胛下肌缺损时，这些神经也需要识别并保护。

在后方或腋下进行转位治疗后上肩袖缺损时，必须保护好从后方四边孔走行的腋神经和从后方三边孔走行的桡神经。

术中神经损伤通常是暂时性的，已有文献进行了详细的描述。在开放性肌腱转位的手术有关的出版物中已对这类并发症进行了大量描述，几乎肩关节周围的所有神经都受到过影响。Gerber 的开放性转位病例系列中出现了 2 例（3.6%）尺神经损伤，Moursy 等的病例中出现了 1 例、Nove-Josser 及其同事的关节镜辅助病例系列中出现了 2 例（6.6%）腋神经功能障碍。所有报道的事件中，神经麻痹都自发消失了，没有留下长期后遗症 [5, 19, 20]。

肌腱移植手术成功的关键原则之一是选择与原始肌腱有类似路径的供体肌腱。选择合适的移植物后，关节镜下肌腱移植的潜在缺陷之一是不能充分松解供体肌腱，从而限制了其随后的移动。这可能会导致术中肌腱过短无法固定的问题，但如果通过与周围组织的天然连接来束缚被转位的肌腱组织，则也可能会限制其功能。在显著改变供体肌腱路径的转位中尤为明显，例如使用背阔肌肌腱修复后上肩袖缺损。如果不能完全松解背阔肌肌腱及其部分肌肉，可能会使其很难通过新走行到达大结节，并可能导致肌腱转位部分过度紧张，也可能会导致包括腋神经在内的周围结构受压迫。此外，应避免肌腱固定过度紧张，因其可能会影响肌腱 - 骨愈合。

转位肌腱的固定创造了一个新的肌腱 - 骨界面，这是一个薄弱环节，容易出现并发症。原则上，此处的目标和促进肩袖修复后愈合的目标相同，即高初始固定强度、良好的接触面积和移植物与骨之间的压力及最小的间隙形

成 [29-33]。因此，在达到肌腱 - 骨愈合之前，需要有最佳的机械和生物稳定性。因此，可以对转位肌腱固定和肩袖肌腱修复技术进行比较。大多数关节镜和关节镜辅助技术使用单排或双排配置的缝合线锚钉或经骨缝合线 [14, 24, 34, 35]。对于外科医生来说，这些技术具有熟悉的技术优势，不需要专业的植入物或设备。使用无结缝合锚钉与经过锁边缝合的肌腱相结合，可以在固定过程中很好地控制移植物张力，使缝合线牢固固定。虽然很少有临床证据支持一种缝合固定方法优于另一种肌腱转移方法，但大多数外科医生应用修复肩袖大量撕裂的原则，因此使用双排技术。理论上，这最大限度地增加了肌腱与骨愈合的接触面积，最大限度地减少了运动时移植物的活动范围 [36-38]。同时，还应考虑将任何残余的肩袖肌腱的部分修复并入移植物固定中，尤其是当肌腱 - 肌腱的愈合可能加强移植物到肱骨的肌腱 - 骨的愈合时。

其他移植物固定方法也有报道。Grimberg 和 Kany 描述过使用骨隧道和界面螺钉及用于背阔肌转位的纽扣固定技术，已经被用于后上和肩胛下肩袖撕裂，具有良好的生物力学和早期临床效果 [11, 39, 40]。然而，应谨慎使用界面螺钉固定，不要使骨隧道尺寸过小，Grimberg 等在其最早的病例系列中描述了螺钉置入时 10.5% 的术中骨折率 [40]。

三、术后近期并发症

术后近期并发症包括所有复杂关节镜手术固有的并发症，即伤口感染、血肿、伤口裂开（使用关节镜辅助技术的情况下）和移植物固定的早期失败。

Grimberg 等在他们最初的一系列关节镜辅助技术中使用界面螺钉固定，报道因术后血肿形成需要翻修手术的发生率为 5.4%（n=3），感染发生率为 3.6%（n=2）（2 例均为痤疮杆菌）[40]。同样，在同一系列病例中，7.2%（n=4）的患者在术后早期的 MRI 成像中发现移植物固定失败。不过值得注意的是，尽管如此，50% 移植物失败的患者对其长期手术结果仍然满意[40]。Castricini 等描述了一种利用无结缝合锚钉的类似的关节镜辅助肌腱转位技术。他们报道了一系列 27 例患者，其中有 1 例早期伤口感染，血肿发生率为 11%，但无须手术治疗。

Elhassan 等在他们的 33 例患者中进行了下斜方肌转位，并采用了同种异体跟腱移植和无结缝合锚钉固定，报道术后血肿发生率为 12%。这些病例均无须翻修手术，但有 1 例（3%）术后感染需要清创[25]。Elhassan 进一步报道了 1 名患者术后摔倒，导致移植物固定拉伸，导致临床和放射学上的移植物功能障碍[25]。

四、术后中期并发症

肌腱转位手术的中期并发症（术后 1~6 个月）同样包括复杂关节镜下肩关节手术的一般并发症，这些与肩袖修复的文献和经验一致。其中，最重要的是术后粘连性滑囊炎和移植物愈合不良。

尽管这在很大程度上是由术中和术后早期因素预先决定的，但采用适当的术后康复方案可将发生这些并发症的风险降至最低。这种康复方案的重要目的是让肌腱移植物在没有张力的情况下愈合，同时使用温和的被动活动来防止过度粘连和减少滑囊炎的风险。

Warner 在关于开放性肌腱转位治疗后上肩袖缺损的教学课程讲座中，建议术后 6 周严格使用外展支具（外展 45° 和外旋 30°），同时开始被动活动，避免内旋和内收[15]。只有 6 周后才能重新开始肌肉主动活动训练[15]。同样，在报道关节镜辅助技术时，Grimberg 等建议从第 3 天开始进行 4 周的被动活动（外展 30° 和旋转中立位）。Castricini 等也提倡 4 周术后肩关节固定，但固定角度是外展 15° 和外旋 15°[41, 42]。尽管缺乏证据基础和外科医生的共识，但根据每个患者手术的优势和移植物固定的性质来处理似乎是合理的。应该为肌腱到骨的愈合提供足够的时间和条件，并在肌腱愈合的炎症和增生阶段，即修复后的前 6 周，尽量减少活动[43, 44]。

最后，目前文献中关于肌腱转位手术的治愈率和结果的数据很少。对于关节镜手术而言更少，然而应用我们从肩袖修复的研究中学到的原则似乎是合理的。因此，术中移植物附着的安全性和修复的张力可能是成功愈合的关键因素。尽管如此，即使肌腱愈合失败，但在许多情况下仍能有不错的肩关节功能结果[40, 41, 45, 46]。

五、术后远期并发症

肌腱转位手术的远期并发症主要集中于新移植的肌腱限制肩袖缺损的肩关节病变进展的能力（这可能是巨大肩袖撕裂的自然史的一个特征）。长期随访研究主要报道开放性肌腱转位的结果。Gerber 最初的 46 例背阔肌肌腱转位的病例系列在第 10 年报道，尽管观察到退行性肩袖撕裂相关肩关节病变的进展，但其速度似乎比其他对照研究中非手术治疗的巨大肩袖撕裂的预期要慢[5, 47]。同样，El-Azab 和他的同事发表了 93 个接受背阔肌转位的肩关节的结果，平均随访 9.3 年，报道了平均肩肱距离的显著缩短。这代表了 Hamada 分级的增加，但有趣的是，与功能或疼痛评分结果没有任何相关性[22]。然而，这一数据排除了系列中最初 115 个接受肩部手术的患者中的 5%（n=6），他们在随访期间接受了肩关节面切除翻修术（反式关节置换或融合）。Moroder 等在他们的 27 例胸大肌转移治疗前上肩袖缺损的病例的 10 年随访中也报道了类似的模式。他们观察到类似的关节病变进展，但同样与功能结果或疼痛无关。1 名患者（5%）在随访期内接受了反式肩关节置换术[48]。

总而言之，尽管这些长期的随访研究揭示了关节病的进展和大约 5% 的病例再次翻修转为反肩关节置换，临床功能和患者满意度还是有显著而持久的改变[5, 22, 48, 49]。

六、病例学习 1：全关节镜下背阔肌转位治疗左肩后上肩袖缺损

（一）患者

• 57 岁男性。

• 右利手的餐馆老板，热衷于越野跑。

（二）病史

• 1 年前在冰上摔倒，左肩着地。

• 疼痛、力弱和主动上抬活动受限。

• 昼夜 VAS 评分为 8/10。

• SSV 60%。

（三）体格检查（左 / 右）

• 活动度（被动）：前屈 90（120）/180，外展 80（110）/180，外旋 0（45）/45，内旋 L_2/T_{12}。

• 力量：ER 试验 2/5，Jobe 试验 3/5，Palm-up 试验 3/5，压腹试验 4/5，Bear-hug 试验 4/5。

• ER Lag 征阳性，Portillon 征阳性，Homblower 征阳性。

• 恒定评分：25/100（疼痛 5/15，活动 6/20，动作 12/40，力量 2/25）。

（四）影像

X 线片显示无明显异常，特别是无关节炎改变或肩袖关节病，肱骨头无明显上移位（图 10-1）。MRI 关节影像显示后上肩袖巨大撕裂，并回缩到关节盂（图 10-2 和图 10-3），但是肩胛下肌肌腱完整（图 10-4）。

（五）临床总结

• 57 岁的健康且活跃的患者，表现为延迟的巨大后上肩袖撕裂回缩。

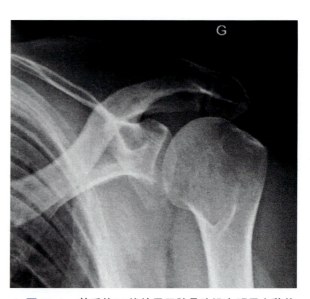

▲ 图 10-1 前后位 X 线片显示肱骨头没有明显上移位

• 疼痛、力弱和抬举、外旋主动活动范围
受限。

• 被动活动无僵硬。

• Lag 征和 Hornblower 征阳性。临床和影
像学都显示肩胛下肌完整。

• X 线上无肩袖关节病的进展。

（六）术中

诊断性观察：确认不可修复的肩袖撕裂

（图 10-5）。

肌腱通道后间隙的准备：腋神经从四边孔
走行并受到保护（图 10-6）。

前间室准备和背阔肌肌腱取材（图 10-7）。

移植物固定，在供体肌腱穿过先前准备好
的后间隙后，使用无结缝合锚钉，并结合修复
残余的后肩袖组织（图 10-8）。

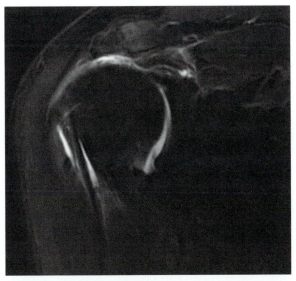

▲ 图 10-2　MRI 关节影像：T_2 FS 冠状位切面显示冈
上肌完全撕裂，并缩回到关节盂

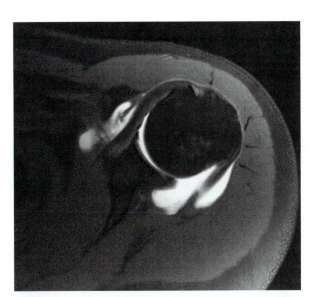

▲ 图 10-4　MRI 关节影像：T_1 FS 轴位切面显示肩胛
下肌完整

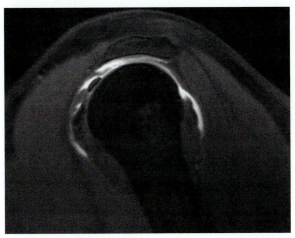

▲ 图 10-3　MRI 关节影像：T_1 FS 矢状位切面显示后
上肩袖缺损程度

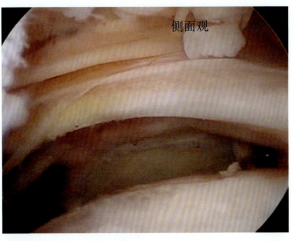

▲ 图 10-5　关节镜下从侧入路观察显示后上肩袖大量
回缩且撕裂无法修复

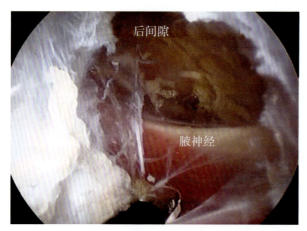

▲ 图 10-6 准备后间隙，显露并保护四边孔中的腋神经

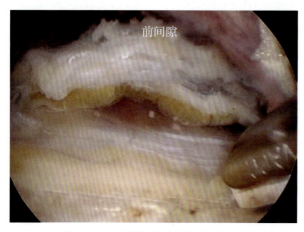

▲ 图 10-7 从肱骨前方剥离背阔肌止点

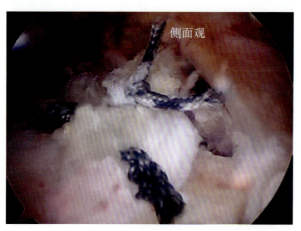

▲ 图 10-8 将背阔肌肌腱转位到大结节固定

七、病例学习 2：全关节镜下背阔肌转位治疗肩胛下肌肌腱缺损

（一）患者

• 53 岁男性。

• 右利手的建筑工地工头。

（二）病史

• 4 年前从 2 米高处摔下右肩直接着地。

• 几个月后的关节镜检查可见难以修复的完全肩胛下肌肌腱撕裂。

• 此后持续的机械性疼痛和力弱。

• VAS 疼痛评分 5/10（白天），6/10 夜晚。

• SSV 80%。

（三）体格检查（右 / 左）

• 活动度（被动）：前屈 180/180，外展 180/180，外旋 70/70，内旋 LS/T_{12}。

• 力量：ER 试验 5/5，Jobe 试验 5/5，Palm-up 试验 5/5，压腹试验 4/5，Bear-hug 试验 3/5，抬离试验无法完成。

• IR Lag 征阳性，ER Lag 征阴性，Hornblower 征阴性。

• 恒定评分：74/100（疼痛 5/15，活动 15/20，动作 32/40，力量 22/25）。

（四）影像

X 线片无异常表现，没有任何关节炎改变、肩袖关节病变或肱骨头向上移位的特征（图 10-9）。

MRI 关节影像显示肩胛下肌肌腱完全撕裂，

回缩超过肩胛盂（图 10-10），肌腹脂肪浸润（图 10-11）。后上肩袖看起来是完整的（图 10-12）。

（五）临床总结

- 53 岁的健康且活跃的患者，先前诊断为

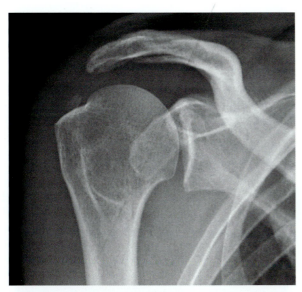

▲ 图 10-9　前后位 X 线片显示肱骨头无明显移位，无关节炎或盂肱关节病变

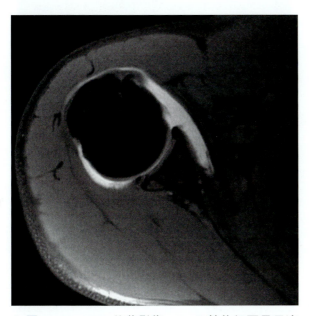

▲ 图 10-10　MRI 关节影像：T_1 FS 轴位切面显示肩胛下肌完全撕裂收缩

无法修复的单独肩胛下肌撕裂 4 年。

- 机械性疼痛和力弱。
- 无僵硬。
- 内旋 Lag 征阳性。临床和影像学都显示后上肩袖完整。
- 影像学检查无关节盂前方磨损或脱臼。

（六）术中

诊断性观察并在牵引缝合线辅助下对肩胛下肌肌腱进行 360° 松解，确认不可修复性

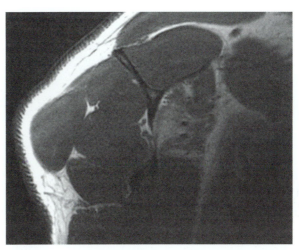

▲ 图 10-11　MRI 关节影像：T_1 矢状位切面显示肩胛下肌肌腹脂肪浸润

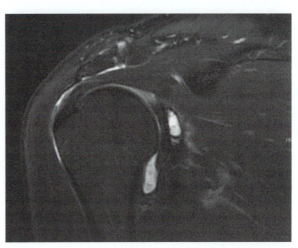

▲ 图 10-12　MRI 关节影像：T_2 冠状位切面显示完整的后上肩袖

（图 10-13）。

将背阔肌肌腱从周围的粘连和附着物中清除，显露并保护桡神经（图 10-14）。

关节镜下在背阔肌肌腱的上下缘连续锁边缝合（图 10-15）。

从肱骨附着处获取背阔肌肌腱（图 10-16）。

将获取的移植物利用无结锚钉固定，向上转移至小结节的肩胛下肌止点（图 10-17）。

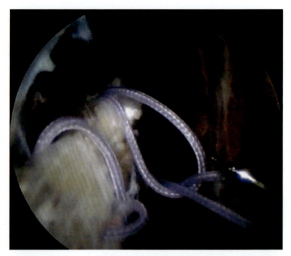

▲ 图 10-15　关节镜下背阔肌肌腱上缘连续锁边缝合

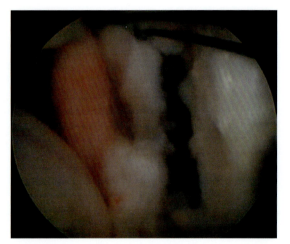

▲ 图 10-13　从前外侧入路观察到肩胛下肌肌腱回缩，尽管完全松解，仍不能拉回

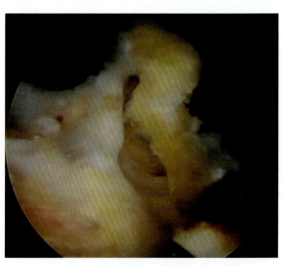

▲ 图 10-16　背阔肌肌腱脱离肱骨附着处

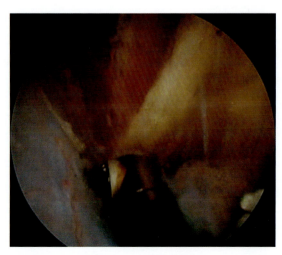

▲ 图 10-14　背阔肌肌腱前粘连松解，可见桡神经在肌腱的前部走行

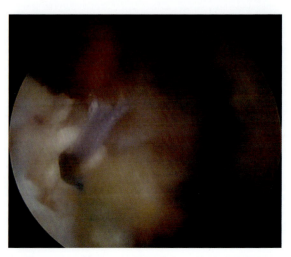

▲ 图 10-17　使用无结锚钉将向上转位的背阔肌肌腱固定到小结节

参考文献

[1] L'episcopo JB. Tendon transplantation in obstetric paralysis. Am J Surg. 1934;25(1):122–5.

[2] Zachary RB. Transplantation of teres major and latissimus dorsi for loss of external rotation at shoulder. Lancet. 1947;250(6482):757–8.

[3] Gerber C, et al. Latissimus dorsi transfer for the treatment of massive tears of the rotator cuff. A preliminary report. Clin Orthop Relat Res. 1988;232: 51–61.

[4] Gerber C, Maquieira G, Espinosa N. Latissimus dorsi transfer for the treatment of irreparable rotator cuff tears. J Bone Joint Surg Am. 2006;88(1):113–20.

[5] Gerber C, et al. Latissimus dorsi tendon transfer for treatment of irreparable posterosuperior rotator cuff tears: long-term results at a minimum follow-up of ten years. J Bone Joint Surg Am. 2013;95(21):1920–6.

[6] Wirth MA, Rockwood CA Jr. Operative treatment of irreparable rupture of the subscapularis. J Bone Joint Surg Am. 1997;79(5):722–31.

[7] Nelson GN, et al. Pectoralis major tendon transfer for irreparable subscapularis tears. J Shoulder Elbow Surg. 2014;23(6):909–18.

[8] Shin JJ, et al. Pectoralis major transfer for treatment of irreparable subscapularis tear: a systematic review. Knee Surg Sports Traumatol Arthrosc. 2016;24(6):1951–60.

[9] Elhassan B, Christensen TJ, Wagner ER. Feasibility of latissimus and teres major transfer to reconstruct irreparable subscapularis tendon tear: an anatomic study. J Shoulder Elbow Surg. 2014;23(4):492–9.

[10] Elhassan B, et al. Transfer of pectoralis major for the treatment of irreparable tears of subscapularis: does it work? J Bone Joint Surg. 2008;90(8):1059–65.

[11] Kany J, et al. Arthroscopic-assisted latissimus dorsi transfer for subscapularis deficiency. Eur J Orthop Surg Traumatol. 2016;26(3):329–34.

[12] Habermeyer P, et al. Transfer of the tendon of latissimus dorsi for the treatment of massive tears of the rotator cuff: a new single-incision technique. J Bone Joint Surg Br. 2006;88(2):208–12.

[13] Grimberg J, et al. Arthroscopic-assisted latissimus dorsi tendon transfer for irreparable posterosuperior cuff tears. Arthroscopy. 2015;31(4):599–607 e1.

[14] Castricini R, et al. Functional status and failed rotator cuff repair predict outcomes after arthroscopic-assisted latissimus dorsi transfer for irreparable massive rotator cuff tears. J Shoulder Elbow Surg. 2016;25(4):658–65.

[15] Warner JJ. Management of massive irreparable rotator cuff tears: the role of tendon transfer. Instr Course Lect. 2001;50:63–71.

[16] Hersche O, Gerber C. Passive tension in the supraspinatus musculotendinous unit after long-standing rupture of its tendon: a preliminary report. J Shoulder Elbow Surg. 1998;7(4):393–6.

[17] Gerber C, Hersche O. Tendon transfers for the treatment of irreparable rotator cuff defects. Orthop Clin North Am. 1997;28(2):195–203.

[18] Irlenbusch U, et al. Latissimus dorsi transfer for irreparable rotator cuff tears: a longitudinal study. J Shoulder Elbow Surg. 2008;17(4):527–34.

[19] Nove-Josserand L, et al. Results of latissimus dorsi tendon transfer for irreparable cuff tears. Orthop Traumatol Surg Res. 2009;95(2):108–13.

[20] Moursy M, et al. Latissimus dorsi tendon transfer for irreparable rotator cuff tears: a modified technique to improve tendon transfer integrity. J Bone Joint Surg Am. 2009;91(8):1924–31.

[21] Namdari S, et al. Latissimus dorsi tendon transfer for irreparable rotator cuff tears: a systematic review. J Bone Joint Surg. 2012;94(10):891–8.

[22] El-Azab HM, Rott O, Irlenbusch U. Long-term follow- up after latissimus dorsi transfer for irreparable posterosuperior rotator cuff tears. J Bone Joint Surg. 2015;97(6):462–9.

[23] Omid R, et al. Biomechanical comparison between the trapezius transfer and latissimus transfer for irreparable posterosuperior rotator cuff tears. J Shoulder Elbow Surg. 2015;24(10):1635–43.

[24] Elhassan BT, et al. Arthroscopic-assisted lower trapezius tendon transfer for massive irreparable posterior-superior rotator cuff tears: surgical technique. Arthrosc Tech. 2016;5(5):e981–8.

[25] Elhassan BT, Wagner ER, Werthel JD. Outcome of lower trapezius transfer to reconstruct massive irreparable posterior-superior rotator cuff tear. J Shoulder Elbow Surg. 2016;25(8):1346–53.

[26] Valenti P, et al. Transfer of the clavicular or sternocostal portion of the pectoralis major muscle for irreparable tears of the subscapularis. Technique and clinical results. Int Orthop. 2015;39(3):477–83.

[27] Wirth MA, Rockwood CA Jr. Operative treatment of irreparable rupture of the subscapularis. J Bone Joint Surg. 1997;79(5):722–31.

[28] Goutallier D, et al. Is the trapezius transfer a useful treatment option for irreparable tears of the subscapularis? Orthop Traumatol Surg Res. 2011;97(7): 719–25.

[29] Apreleva M, et al. Rotator cuff tears: the effect of the reconstruction method on three-dimensional repair site area. Arthroscopy. 2002;18(5):519–26.

[30] Park MC, et al. Part I: Footprint contact characteristics for a transosseous-equivalent rotator cuff repair technique

compared with a double-row repair technique. J Shoulder Elbow Surg. 2007;16(4):461–8.

[31] Park MC, et al. Part II: Biomechanical assessment for a footprint-restoring transosseous-equivalent rotator cuff repair technique compared with a double-row repair technique. J Shoulder Elbow Surg. 2007;16(4):469–76.

[32] Ahmad CS, et al. Tendon-bone interface motion in transosseous suture and suture anchor rotator cuff repair techniques. Am J Sports Med. 2005;33(11):1667–71.

[33] Park MC, et al. Tendon-to-bone pressure distributions at a repaired rotator cuff footprint using transosseous suture and suture anchor fixation techniques. Am J Sports Med. 2005;33(8):1154–9.

[34] Petriccioli D, et al. Arthroscopically assisted latissimus dorsi transfer with a minimally invasive harvesting technique: surgical technique and anatomic study. Musculoskelet Surg. 2011;96(Suppl 1):S35–40.

[35] Gervasi E, et al. Arthroscopic latissimus dorsi transfer. Arthroscopy. 2007;23(11):1243.e1–4.

[36] Baums MH, et al. Biomechanical characteristics of single-row repair in comparison to double-row repair with consideration of the suture configuration and suture material. Knee Surg Sports Traumatol Arthrosc. 2008;16(11):1052–60.

[37] Ozbaydar M, et al. A comparison of single-versus double-row suture anchor techniques in a simulated repair of the rotator cuff: an experimental study in rabbits. J Bone Joint Surg Br. 2008;90(10):1386–91.

[38] Lo IK, Burkhart SS. Double-row arthroscopic rotator cuff repair: re-establishing the footprint of the rotator cuff. Arthroscopy. 2003;19(9):1035–42.

[39] Diop A, et al. Tendon fixation in arthroscopic latissimus dorsi transfer for irreparable posterosuperior cuff tears: an in vitro biomechanical comparison of interference screw and suture anchors. Clin Biomech. 2011;26(9):904–9.

[40] Grimberg J, et al. Arthroscopic-assisted latissimus dorsi tendon transfer for irreparable posterosuperior cuff tears. Arthroscopy. 2014;31(4):599–607.e1.

[41] Grimberg J, Kany J. Latissimus dorsi tendon transfer for irreparable postero-superior cuff tears: current concepts, indications, and recent advances. Curr Rev Musculoskelet Med. 2014;7(1):22–32.

[42] Castricini R, et al. Arthroscopic-assisted latissimus dorsi transfer for the management of irreparable rotator cuff tears: short-term results. J Bone Joint Surg Am. 2014;96(14):e119.

[43] Pandey V, Jaap Willems W. Rotator cuff tear: a detailed update. Asia Pac J Sports Med Arthrosc Rehabil Technol. 2015;2(1):1–14.

[44] Gulotta LV, Rodeo SA. Growth factors for rotator cuff repair. Clin Sports Med. 2009;28(1):13–23.

[45] Chung SW, et al. Arthroscopic repair of massive rotator cuff tears: outcome and analysis of factors associated with healing failure or poor postoperative function. Am J Sports Med. 2013;41(7):1674–83.

[46] Gerber C, Fuchs B, Hodler J. The results of repair of massive tears of the rotator cuff. J Bone Joint Surg Am. 2000;82(4):505–15.

[47] Zingg PO, et al. Clinical and structural outcomes of nonoperative management of massive rotator cuff tears. J Bone Joint Surg Am. 2007;89(9):1928–34.

[48] Moroder P, et al. Long-term outcome after pectoralis major transfer for irreparable anterosuperior rotator cuff tears. J Bone Joint Surg Am. 2017;99(3):239–45.

[49] Marra G. Latissimus dorsi transfer results endure over time: commentary on an article by Christian Gerber, MD, FRCSEd(Hon), et al.: "Latissimus dorsi tendon transfer for treatment of irreparable posterosuperior rotator cuff tears. Long-term results at a minimum follow-up of ten years". J Bone Joint Surg Am. 2013;95(21):e169.

Johannes Plath　著

肱二头肌长头（long head of the biceps，LHB）病变是肩关节前部疼痛和功能障碍的常见病因。其中，部分和完全的 LHB 撕裂、肌腱炎、上盂唇前向后撕裂及由前上肩袖或肱二头肌滑轮病变引起的肱二头肌不稳是常见的。

如果保守治疗失败，LHB 肌腱切断和肌腱固定是主要的手术选择。LHB 肌腱切断术是一种简单、快速、安全和经济有效的手术，不需要任何特定的术后康复。然而，肱二头肌肌腱切断术后经常出现"大力水手"畸形（图 11-1）和肱二头肌腹部痉挛。因此，许多外科医生进行 LHB 肌腱固定术以避免这些缺陷，特别是年轻的、从事体育运动或体力劳动的以及注重

外观美观的患者，或那些不希望有外观畸形的患者。

近年来，肱二头肌长头病变患者的数量急剧增加。随着患者数量的增加，越来越多的 LHB 肌腱固定术的技术选择被报道[1]。外科医生现在需要考虑在何处固定 LHB 肌腱（高位、上胸或下胸），如何固定肌腱（缝合锚钉、肌腱螺钉、Endobutton 带祥钛板、自体肌腱固定术和其他软组织技术），以及是否采用开放或关节镜方式[2, 3]。过去 10 年已有许多针对不同技术的临床及生物力学研究发表，用来阐明这些问题并讨论有争议的结果。然而，大多数研究都是Ⅲ级和Ⅳ级研究，且普遍存在回顾性设计、随机化缺失、统计效力不足等方法学缺陷。此外，在诊断和伴随手术（如肩袖修复）中患者队列的巨大差异，很难对孤立性肱二头肌肌腱固定术病例形成明确的建议。

虽然关于 LHB 病变治疗的争论仍在继续且难以完全解决，但 LHB 肌腱治疗中的并发症通常是不常见的，每种特定的技术都有其潜在的风险[2]。

在这一章中，我们想讨论 LHB 肌腱切断术和肌腱固定术的常见并发症，以及一些特定肌腱固定术的潜在并发症。

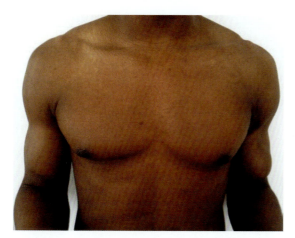

▲ 图 11-1　年轻和高度活跃的运动员明显的"大力水手"畸形

一、术前评估（手术指征）

准确诊断是确保手术治疗成功与患者满意度的必要前提。通过全面的病史采集、系统的体格检查和合理的影像检查可以做出准确的诊断。肱二头肌病变的患者通常诉肩前疼痛，可向远端放射，并在肱骨结节间沟触诊有压痛。肱二头肌不稳定常引起额外的机械症状，特别是在手臂外展旋转时。诊断过程中应规范实施 Yergason 试验、Speed 试验、ARES 试验及 O'Brien 试验等特异性体格检查；同时需评估健侧肩关节对称性，因上述特殊体格检查在正常肩关节亦可引发一定程度的不适。

当涉及 LHB 肌腱病变时，肩关节病变往往伴随出现，而不是例外。因此，必须进行全面的肩部检查，包括颈椎检查。

在临床诊疗中，平片和磁共振成像是术前常规检查。对于年轻的肩关节不稳患者或孤立性 LHB 病变，包括疑似 SLAP 损伤或滑轮病变的患者，MR 关节造影是首选的影像学检查，因为它比普通 MRI 具有更高的诊断准确性[4-6]。超声对 LHB 肌腱病变诊断非常有帮助，因为其可进行动态检测，但高度依赖操作者[7]。

在诊断性关节镜检查中，必须彻底评估肱二头肌肌腱的关节内部分，从其在肱骨结节止点，到肱二头肌滑车和结节间沟。通过探头将 LHB 肌腱拉入关节内，可以检查更多的肌腱远端部分。然而，外科医生必须意识到，即使采用这种操作，也不能看到沟内 LHB 肌腱的所有病变[8-10]。在决定是否进行 LHB 肌腱切断术或肌腱固定术时，应考虑病史、临床检查和影像学。如果患者主诉有典型的肱二头肌相关症状，并且在关节镜手术中刺激试验呈阳性，但没有

明显的结构病变，LHB 肌腱切断术或肌腱固定术仍应考虑[11]。

相反，对于无肱二头肌症状的肩袖损伤患者，我们不推荐常规 LHB 治疗。若体格检查及诊断性关节镜评估均未发现局灶性肱二头肌病变体征，在肩袖修复过程中可以安全地将 LHB 放置在一边[12-14]。

当外科医生决定进行 LHB 肌腱手术时，肌腱切断术和肌腱固定术是两个主要的选择。正如前面提到的，LHB 肌腱切断术确实有"大力水手畸形"的风险，并有可能导致术后肌腹痉挛。虽然后者通常是自限性的，但上臂的外观畸形可能是某些患者所关心的，特别是年轻和瘦削[15]的患者。

然而，在术后功能恢复方面，大量的系统综述提示肌腱切断术和肌腱固定术疗效相当[16-20]。同样，肘关节屈曲和前臂旋后的力量在这些技术中亦是相当的[15, 17, 18, 20-22]。

考虑到肌腱切断术潜在的不良反应，我们应该在术前对患者进行详细告知，并考虑患者的具体需求和期望，这样才能和患者共同做出决定，避免患者的不满。

我们一般建议年轻、体力活动较多的患者及那些关心外观的患者行 LHB 肌腱固定术。

在其他所有病例中，我们都采用了由 Laurent Lafosse 推广的所谓 "Y 形肌腱切断术"。在这种技术中，LHB 附着位置从 11 点钟到 1 点钟的关节盂位置分离。切下的盂唇组织和 LHB 肌腱形成 Y 形，该技术因此得名（图 11-2）。体积庞大的 Y 形唇末端位于肱二头肌沟的横韧带下方，从而进行自体肌腱固定术。根据我们自己的经验，这种技术简单、快速、有效，如果存在，会导致非常细微的畸形。然而，临床

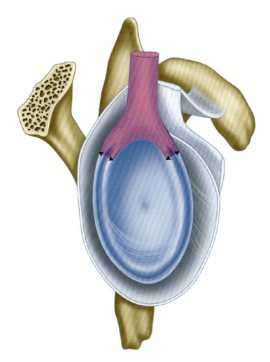

▲ 图 11-2　Y 形肌腱切断术

肱二头肌长头从 11 点钟到 1 点钟的关节盂附着位置分离。切开的 Y 形末端块位于肱二头肌沟的横韧带下方，从而进行自体肌腱固定术

结果研究仍有待追踪中。

在 LHB 手术中最有争议的问题可能是肌腱固定术中"在何处固定"肌腱。选择包括高位、接近肱骨头关节边缘、胸大肌上和胸大肌下。虽然现在通常在关节镜下进行高位和上胸肌固定术，但胸大肌下固定术是一种开放式手术。以下部分将讨论固定位置的潜在好处和并发症，以及不同的固定选择。

二、术中并发症

就其本质而言，肱二头肌肌腱切断术是一种比任何肌腱固定术更容易、更快和更安全的手术，没有任何明确的直接潜在并发症。即使手术者是一个新手，肩关节镜手术并发症（如神经血管，软骨和软组织损伤）是相当罕见的。

尽管上述"Y 形肌腱切断术"也是如此，但在进行后盂唇分离[23]时，必须注意不要损伤肩胛上神经，该神经位于关节盂内侧约 19mm 处。

当准备行 LHB 肌腱固定术时，关节镜下最直接的技术可能是在关节边缘进行 LHB 肌腱固定术。高处 LHB 肌腱不需要任何进一步的关节镜剥离，通常在标准的后入路进行（图 11-3）。神经血管结构的主要并发症未被描述。固定可使用缝合锚钉、肌腱固定螺钉或衬钢板系统，剩余的缝合线可用于前上肩袖修复（如果适用[24]）。

另外，胸上肌腱固定术需要额外的剥离和在结节间沟处切开横韧带。术野通常通过外侧关节外入路观察。显然，需要更高程度的关节镜技巧来执行这项技术。尽管一项尸体研究表明，在进行胸大肌上 LHB 肌腱固定术时，需要靠近下前外侧入路，邻近腋神经的一个小远端分支，据我们所知，目前的文献中没有神经血管并发症的报道[25-27]。

相比之下，开放式胸下 LHB 肌腱固定术的一个主要风险是臂丛靠近肌腱固定部位，这可能使神经血管结构处于危险之中。这在以前的尸体研究中已经被报道过[28, 29]。在目前的文献中，已经发表了几篇在开放式胸下肱二头肌肌腱固定术中医源性臂丛神经损伤的临床报道[25, 30-34]。

如果决定在进行关节镜手术的同时进行胸下 LHB 肌腱固定术，应考虑在手术早期进行，因为手臂的肿胀可能会扭曲原解剖结构和关系，并可能增加神经血管损伤的风险。

可以使用肌腱固定螺钉、带线锚钉或衬钢板系统进行固定。当使用肌腱固定术螺钉时，确保为挤压螺钉准备的隧道钻得足够大，以适

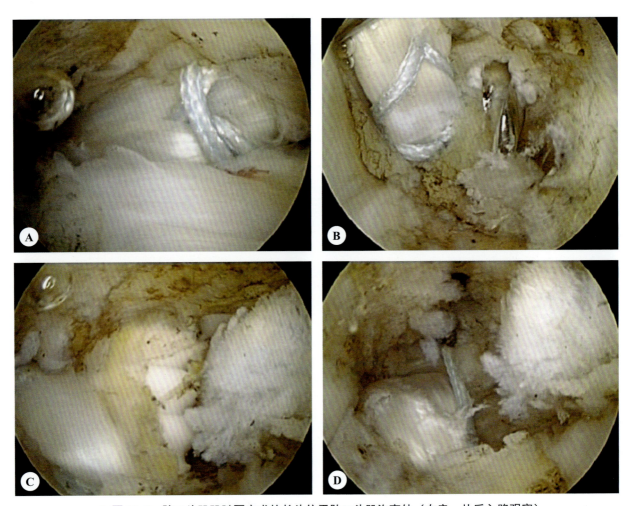

▲ 图 11-3 肱二头肌肌腱固定术的长头位于肱二头肌沟高处（右肩，从后入路观察）
A. 缝合线穿过肌腱；B. 在关节边缘的凹槽高处钻一个骨道；C 和 D. 用界面螺钉固定肌腱于骨上

合肌腱和螺钉。应该钻取比螺钉大 0.5mm 的骨道，并用刨刀清理骨道口边缘，以避免螺钉插入时螺纹或锋利边缘损伤肌腱。在一病例系列中出现 3 例 LHB 挤压螺钉肌腱固定术失败的结果，证实了其重要性，所有失败案例都发生在肌腱 - 螺钉界面，这意味着肌腱在挤入螺钉时[35] 受到了一些损伤。此外，在插入过程中移植物围绕螺钉旋转也可能削弱结构并改变移植物张力[36]。在 LHB 肌腱固定术中，保持正确的长度 - 张力关系很重要[37, 38]。

我们倾向于在较低张力的情况下进行 LHB 肌腱固定术，因为我们相信这样可以减少 LHB

的刺激和术后疼痛，而且根据我们的经验，这并不会造成明显的畸形。事实上，应不惜一切代价避免肌腱张力过大。在目前的一项尸体研究中，Werner 等[38] 发现挤压界面螺钉有增大肌腱张力的趋势，关节镜下胸上固定的肌腱的张力明显大于开放式胸下 LHB 肌腱张力（2.15cm vs. 0.78cm）。

缝合锚可以降低上述风险中的肌腱张力的问题，然而，当使用固定缝合锚，由于结节间沟处的骨质通常非常坚固，建议磨除皮质骨以避免在插入时发生锚钉断裂。

在所有的技术操作中，为避免钻孔时对

周围软组织的损伤，应该使用透明的关节镜套管。

三、术后近期并发症

LHB 治疗的直接术后并发症包括感染和早期固定失效。

肱二头肌治疗后的伤口感染是罕见的。开放性胸大肌下肌腱固定术因需在近腋窝区建立独立切口，其深部感染风险相对较高，这在一项纳入 33 481 例肩袖修复同期行肌腱固定术 / 切断术的病例研究得到证实。开放性肱二头肌肌腱固定术组感染率最高，切断组 [12] 感染率最低。

然而，Nho 等 [33] 报道，353 名患者在开放式胸下 LHB 肌腱固定术后并发症发生率普遍较低，为 2.0%；只有 1 例（0.28%）表现为深部伤口感染。

Gottschalk 等 [39] 在 29 例患者中描述了 2 例浅表感染，Abtahi 等 [30] 同样在 103 例（4%）接受开放式胸下 LHB 肌腱固定术治疗的患者中发现了 4 例浅表感染。

Gombera 等 [25] "对比研究显示"：开放性肌腱固定术组 23 例患者中的 2 例（8.7%）并发症，包括 1 例经口服抗生素治愈的浅表伤口感染和 1 例一过性的臂丛神经损伤。全关节镜下 LHB 肌腱固定术组（23 例）无并发症发生。

Brady 等 [40] 发表了 1083 例采用界面螺钉在关节缘进行高位肱二头肌肌腱固定术的患者的结果，发现总翻修率为 4.1%，肱二头肌相关翻修率为 0.4%。

作者没有感染报道。LHB 早期固定失败是罕见的，可能与不恰当的手术技术、创伤或依

从性差有关。通常，LHB 肌腱固定术允许早期的术后功能康复锻炼，而术后其余锻炼则取决于是否同时进行了肩袖修复手术。另外，术后 3 个月通常禁止肱二头肌锻炼。

四、术后中期并发症

肱二头肌沟残留疼痛是肱二头肌肌腱固定术后的典型中期并发症，尤其被认为与关节盂缘高 LHB 肌腱固定术相关 [41, 42]。

开放式胸下技术的支持者认为，只有通过胸下固定 LHB 肌腱，才能完全将退行性和有炎症的肌腱部分从病理性肱二头肌沟中移除，从而消除术后持续性疼痛 [3]。该方法得到了 Moon 等 [9] 的支持，他们在一项回顾性评估中发现，大多数 LHB 肌腱病变超出肱二头肌沟，延伸至 LHB 远端关节外部分。

然而，高肌腱固定术的支持者声称，即使在肱二头肌沟有严重炎症和退行性变的患者中，高肌腱固定术仍可消除沟内的活动，从而有效治疗任何肱二头肌相关的疼痛 [40]。

其他人则强调在肌腱固定术中松解肱二头肌鞘的重要性。Sanders 等的 [42] 研究表明，与未采用松解肱二头肌鞘的技术相比，松解肱二头肌鞘后翻修率显著降低（6.8% vs. 20.6%）。考虑到先前引用的 Brady 等的 [40] 关于"在肱二头肌沟高处行 LHB 肌腱固定术"的文章，在 1083 例未松解肱二头肌鞘的患者中，与肱二头肌相关的翻修率仅为 0.4%，然而 Sanders 等的翻修数却惊人的高。

Gombera 等 [25] 和 Werner 等 [27] 对关节镜下胸大肌上肌腱固定术和开放胸大肌下 LHB 肌腱固定术进行了比较研究，发现两组患者在疼痛

缓解或临床结果方面没有显著差异。

关于固定的类型，Millett 等[43] 描述了使用带线锚钉进行开放式胸下肌腱固定术，与螺钉相比，发生持续的肱二头肌沟疼痛的可能性明显更高。

如前所述，"大力水手畸形"可能是 LHB 肌腱切断术最显著的不良反应，17%～70% 的病例发生在 LHB 肌腱切断术后[15, 16, 19-21, 44]。对于许多患者来说，与肌腱切断相比，外观效果更是进行 LHB 肌腱固定的主要原因。因此，LHB 肌腱固定术后发生的畸形经常被视为治疗失败。

多项生物力学研究表明，与单钉固定、内排固定或骨隧道固定相比，用界面螺钉进行肌腱固定提供了更优越的初始稳定性[45-49]，然而，Mazzocca 等[46] 证明了两种缝合锚钉固定在生物力学上与界面螺钉固定是等效的。

大多数关于 LHB 肌腱固定术的临床报道显示其失败率和大力水手畸形的发生率都很低，所有目前的技术也是如此。Nho 等[33] 注意到 353 例采用界面螺钉进行开放式胸下肌腱固定术的患者失败率为 0.57%。Werner 等[27] 和 Gombera 等[25] 在关节镜下用螺钉固定胸大肌上和开放胸大肌下肱二头肌肌腱的比较研究中，两组均未发现失败。

然而，Castricini 等[15] 报道，在随访 24 个月时，20.8% 的 LHB 肌腱固定术（界面螺钉固定）患者出现了大力水手畸形，而 58.1% 的 LHB 肌腱切断术患者出现了大力水手畸形。

Friedman 等[21] 发现，18.2% 采用胸大肌下 LHB 肌腱固定术并使用缝合锚钉固定的患者出现大力水手畸形，而采用肌腱切断术的患者出现大力水手畸形的比例为 35%。本研究中所有患者均为活跃的中青年患者，年龄小于 55 岁，这可能解释了该特定人群的高失败率。

尽管先前提到过界面螺钉固定的生物力学证据，但界面螺钉与缝合锚钉固定的临床比较研究仍然很少。Park 及其同事[50] 在一项使用 MRI 成像的前瞻性随机对照研究中比较了两种固定方式。有趣的是，MRI 检查结果提示的解剖失败在界面螺钉组（21.2%）明显高于缝合锚钉组（5.8%），然而，两组在大力水手畸形方面表现出相似的结果。这种对临床失败的不同定义，使得与上述研究进行比较变得困难。在这项研究中，更多的体力劳动也显著地影响了解剖功能的失败。

目前文献中进一步报道的中期并发症是反射性交感神经营养不良和术后肩关节僵硬[33, 51-53]。不管是在开放或关节镜手术，反射交感神经营养不良是一个罕见的并发症，Werner 等[54] 发现，术后肩关节僵硬是 249 名接受 LHB 肌腱固定术的患者中唯一显著的并发症。有趣的是，与开放胸大肌下肱二头肌肌腱固定术相比，关节镜下肱二头肌肌腱固定术的术后肩关节僵硬明显增加（17.9% vs. 5.6%）。作者解释说，这是由于在关节镜下进行胸大肌上肌腱固定术时，在肌腱固定术部位周围进行了必要的关节镜剥离，可能导致肱二头肌鞘区域的液体外溢和出血增加，或者是可能导致肱二头肌肌腱过度紧张。在这项研究中进一步发现，术后僵硬的危险因素是性别为女性和吸烟。

但肌腱固定术后僵硬多为自限性病程，大量研究队列显示，肌腱固定术后因为肩关节僵硬的翻修率极低[12, 40]。

胸大肌下肌腱固定术的另一个并发症是肱骨皮质钻孔处骨折。Sears 和他的同事[55] 发表了一份病例报道，2 名患者分别在术后 4 个月和 6 个月发生肱骨近端骨折。其中 1 名患者从小山丘上摔了下来，另外 1 名患者没有特别的创伤。2 例患者均接受了切开复位和钢板固定。

Euler 等[56] 强调了胸大肌下肌腱固定术中采用中心螺钉定位技术对预防这种特殊相关并发症至关重要。学者们在一项生物力学研究中发现，偏心钻孔 8mm 骨道将降低 25% 的骨稳定性，而同心轴行肱二头肌肌腱固定术只降低 10% 的骨稳定性。因此当使用胸大肌下肱二头肌肌腱固定术时，外科医生应该意识到这一技术陷阱。

五、术后远期并发症

目前尚未发现 LHB 治疗相关的特异性远期并发症。大力水手畸形及肱骨骨折虽多作为中期并发症出现，但也可能发生在术后远期，且多与创伤事件相关。

在文献中没有关于 LHB 手术后的特殊的远期并发症的报道。

参考文献

[1] Werner BC, Brockmeier SF, Gwathmey FW. Trends in long head biceps tenodesis. Am J Sports Med. 2015;43:570–8. https://doi. org/10.1177/0363546514560155.

[2] AlQahtani SM, Bicknell RT. Outcomes following long head of biceps tendon tenodesis. Curr Rev Musculoskelet Med. 2016;9:378–87. https://doi. org/10.1007/s12178-016-9362-7.

[3] Patel KV, Bravman J, Vidal A, Chrisman A, McCarty E. Biceps tenotomy versus tenodesis. Clin Sports Med. 2016;35:93–111. https://doi.org/10.1016/j. csm.2015.08.008.

[4] Holzapfel K, Waldt S, Bruegel M, Paul J, Heinrich P, Imhoff AB, Rummeny EJ, Woertler K. Inter- and intraobserver variability of MR arthrography in the detection and classification of superior labral anterior posterior (SLAP) lesions: evaluation in 78 cases with arthroscopic correlation. Eur Radiol. 2009;20:666–73. https://doi.org/10.1007/s00330-009-1593-1.

[5] Razmjou H, Fournier-Gosselin S, Christakis M, Pennings A, ElMaraghy A, Holtby R. Accuracy of magnetic resonance imaging in detecting biceps pathology in patients with rotator cuff disorders: comparison with arthroscopy. J Shoulder Elbow Surg. 2016;25:38–44. https://doi.org/10.1016/j.jse.2015.06.020.

[6] Zappia M, Reginelli A, Russo A, D'Agosto GF, Di Pietto F, Genovese EA, Coppolino F, Brunese L. Long head of the biceps tendon and rotator interval. Musculoskelet Surg. 2013;97(Suppl 2):S99–108. https://doi.org/10.1007/s12306-013-0290-z.

[7] Armstrong A, Teefey SA, Wu T, Clark AM, Middleton WD, Yamaguchi K, Galatz LM. The efficacy of ultrasound in the diagnosis of long head of the biceps tendon pathology. J Shoulder Elbow Surg. 2006;15:7–11. https://doi.org/10.1016/j.jse.2005.04.008.

[8] Godenèche A, Nové-Josserand L, Audebert S, Toussaint B, Denard PJ, French Society for Arthroscopy (SFA), Lädermann A. Relationship between subscapularis tears and injuries to the biceps pulley. Knee Surg Sports Traumatol Arthrosc. 2017;25:2114–20. https://doi.org/10.1007/ s00167-016-4374-9.

[9] Moon SC, Cho NS, Rhee YG. Analysis of "hidden lesions" of the extra-articular biceps after subpectoral biceps tenodesis: the subpectoral portion as the optimal tenodesis site. Am J Sports Med. 2015;43:63–8. https://doi.org/10.1177/0363546514554193.

[10] Taylor SA, Khair MM, Gulotta LV, Pearle AD, Baret NJ, Newman AM, Dy CJ, O'Brien SJ. Diagnostic glenohumeral arthroscopy fails to fully evaluate the biceps-labral complex. Arthroscopy. 2015;31:215–24. https://doi.org/10.1016/j.arthro.2014.10.017.

[11] Holtby R, Razmjou H. Accuracy of the Speed's and Yergason's tests in detecting biceps pathology and SLAP lesions: comparison with arthroscopic findings. Arthroscopy. 2004;20:231–6. https://doi. org/10.1016/j.arthro.2004.01.008.

[12] Erickson BJ, Basques BA, Griffin JW, Taylor SA, O'Brien SJ, Verma NN, Romeo AA. The Effect of Concomitant Biceps Tenodesis on Reoperation Rates After Rotator Cuff Repair: A Review of a Large Private-Payer Database From 2007 to 2014. Arthroscopy. 2017;33:1301–1307.e1. https:// doi.org/10.1016/j.arthro.2017.01.030.

[13] Godenèche A, Kempf J-F, Nové-Josserand L, Michelet A, Saffarini M, Hannink G, Collin P. Tenodesis renders better

results than tenotomy in repairs of isolated supraspinatus tears with pathologic biceps. J Shoulder Elbow Surg. 2018;27:1939–45. https://doi.org/10.1016/j.jse.2018.03.030.

[14] Saccomanno MF, Sircana G, Cazzato G, Donati F, Randelli P, Milano G. Prognostic factors influencing the outcome of rotator cuff repair: a systematic review. Knee Surg Sports Traumatol Arthrosc. 2016;24:3809–19. https://doi.org/10.1007/s00167-015-3700-y.

[15] Castricini R, Familiari F, De Gori M, Riccelli DA, De Benedetto M, Orlando N, Galasso O, Gasparini G. Tenodesis is not superior to tenotomy in the treatment of the long head of biceps tendon lesions. Knee Surg Sports Traumatol Arthrosc. 2018;26:169–75. https://doi.org/10.1007/s00167-017-4609-4.

[16] De Carli A, Vadalà A, Zanzotto E, Zampar G, Vetrano M, Iorio R, Ferretti A. Reparable rotator cuff tears with concomitant long-head biceps lesions: tenotomy or tenotomy/tenodesis? Knee Surg Sports Traumatol Arthrosc. 2012;20:2553–8. https://doi.org/10.1007/ s00167-012-1918-5.

[17] Frost A, Zafar MS, Maffulli N. Tenotomy versus tenodesis in the management of pathologic lesions of the tendon of the long head of the biceps brachii. Am J Sports Med. 2009;37:828–33. https://doi.org/10.1177/0363546508322179.

[18] Gurnani N, Deurzen DFP, Janmaat VT, Bekerom den MPJ. Tenotomy or tenodesis for pathology of the long head of the biceps brachii: a systematic review and meta-analysis. Knee Surg Sports Traumatol Arthrosc. 2015;24:3765–71. https://doi.org/10.1007/ s00167-015-3640-6.

[19] Hsu AR, Ghodadra NS, Provencher MT, Lewis PB, Bach BR. Biceps tenotomy versus tenodesis: a review of clinical outcomes and biomechanical results. J Shoulder Elbow Surg. 2011;20:326–32. https://doi.org/10.1016/j.jse.2010.08.019.

[20] Slenker NR, Lawson K, Ciccotti MG, Dodson CC, Cohen SB. Biceps tenotomy versus tenodesis: clinical outcomes. Arthroscopy. 2012;28:576–82. https://doi.org/10.1016/ j.arthro.2011.10.017.

[21] Friedman JL, FitzPatrick JL, Rylander LS, Bennett C, Vidal AF, McCarty EC. Biceps tenotomy versus tenodesis in active patients younger than 55 years: is there a difference in strength and outcomes? OJSM. 2015;3:1–6. https://doi.org/10.1177/2325967115570848.

[22] García-Rellán JE, Sánchez-Alepuz E, Mudarra-García J. Increased fatigue of the biceps after tenotomy of the long head of biceps tendon. Knee Surg Sports Traumatol Arthrosc. 2018;89:1001. https://doi.org/10.1007/s00167-018-5007-2.

[23] Bigliani LU, Dalsey RM, McCann PD, April EW. An anatomical study of the suprascapular nerve. Arthroscopy. 1990;6:301–5.

[24] Lafosse L, Shah AA, Butler RB, Fowler RL. Arthroscopic biceps tenodesis to supraspinatus tendon: technical note. Am J Orthop. 2011;40:345–7.

[25] Gombera MM, Kahlenberg CA, Nair R, Saltzman MD, Terry MA. All-arthroscopic suprapectoral versus open subpectoral tenodesis of the long head of the biceps brachii. Am J Sports Med. 2015;43:1077–83. https://doi.org/10.1177/0363546515570024.

[26] Knudsen ML, Hibbard JC, Nuckley DJ, Braman JP. The low-anterolateral portal for arthroscopic biceps tenodesis: description of technique and cadaveric study. Knee Surg Sports Traumatol Arthrosc. 2014;22:462–6. https://doi.org/10.1007/s00167-013-2444-9.

[27] Werner BC, Evans CL, Holzgrefe RE, Tuman JM, Hart JM, Carson EW, Diduch DR, Miller MD, Brockmeier SF. Arthroscopic suprapectoral and open subpectoral biceps tenodesis: a comparison of minimum 2-year clinical outcomes. Am J Sports Med. 2014;42:2583–90. https://doi.org/10.1177/0363546514547226.

[28] Dickens JF, Kilcoyne KG, Tintle SM, Giuliani J, Schaefer RA, Rue J-P. Subpectoral biceps tenodesis: an anatomic study and evaluation of at-risk structures. Am J Sports Med. 2012;40:2337–41. https://doi.org/10.1177/0363546512457654.

[29] Jarrett CD, McClelland WB, Xerogeanes JW. Minimally invasive proximal biceps tenodesis: an anatomical study for optimal placement and safe surgical technique. J Shoulder Elbow Surg. 2011;20:477–80. https://doi.org/10.1016/j.jse.2010.08.002.

[30] Abtahi AM, Granger EK, Tashjian RZ. Complications after subpectoral biceps tenodesis using a dual suture anchor technique. Int J Shoulder Surg. 2014;8:47–50. https://doi.org/10.4103/0973-6042.137527.

[31] Ma H, Van Heest A, Glisson C, Patel S. Musculocutaneous nerve entrapment: an unusual complication after biceps tenodesis. Am J Sports Med. 2009;37:2467–9. https://doi.org/10.1177/0363546509337406.

[32] McCormick F, Nwachukwu BU, Solomon D, Dewing C, Golijanin P, Gross DJ, Provencher MT. The efficacy of biceps tenodesis in the treatment of failed superior labral anterior posterior repairs. Am J Sports Med. 2014;42:820–5. https://doi.org/10.1177/0363546513520122.

[33] Nho SJ, Reiff SN, Verma NN, Slabaugh MA, Mazzocca AD, Romeo AA. Complications associated with subpectoral biceps tenodesis: low rates of incidence following surgery. J Shoulder Elbow Surg. 2010;19:764–8. https://doi.org/10.1016/j.jse.2010.01.024.

[34] Rhee PC, Spinner RJ, Bishop AT, Shin AY. Iatrogenic brachial plexus injuries associated with open subpectoral biceps tenodesis: a report of 4 cases. Am J Sports Med. 2013;41:2048–53. https://doi.org/10.1177/0363546513495646.

[35] Koch BS, Burks RT. Failure of biceps tenodesis with interference screw fixation. Arthroscopy. 2012;28:735–40. https://doi.org/10.1016/j.arthro.2012.02.019.

[36] Saithna A, Chizari M, Morris G, Anley C, Wang B, Snow M. An analysis of the biomechanics of interference screw fixation and sheathed devices for biceps tenodesis. Clin

Biomech (Bristol, Avon). 2015;30:551–7. https://doi. org/10.1016/j. clinbiomech.2015.04.006.

[37] Denard PJ, Dai X, Hanypsiak BT, Burkhart SS. Anatomy of the biceps tendon: implications for restoring physiological length-tension relation during biceps tenodesis with interference screw fixation. Arthroscopy. 2012;28:1352–8. https://doi. org/10.1016/j.arthro.2012.04.143.

[38] Werner BC, Lyons ML, Evans CL, Griffin JW, Hart JM, Miller MD, Brockmeier SF. Arthroscopic suprapectoral and open subpectoral biceps tenodesis: a comparison of restoration of length-tension and mechanical strength between techniques. Arthroscopy. 2015;31:620–7. https://doi. org/10.1016/j.arthro.2014.10.012.

[39] Gottschalk MB, Karas SG, Ghattas TN, Burdette R. Subpectoral biceps tenodesis for the treatment of type II and IV superior labral anterior and posterior lesions. Am J Sports Med. 2014;42:2128–35. https://doi. org/10.1177/0363546514540273.

[40] Brady PC, Narbona P, Adams CR, Huberty D, Parten P, Hartzler RU, Arrigoni P, Burkhart SS. Arthroscopic proximal biceps tenodesis at the articular margin: evaluation of outcomes, complications, and revision rate. Arthroscopy. 2015;31:470–6. https://doi. org/10.1016/j.arthro.2014.08.024.

[41] Lutton DM, Gruson KI, Harrison AK, Gladstone JN, Flatow EL. Where to tenodese the biceps: proximal or distal? Clin Orthop Relat Res. 2011;469:1050–5. https://doi.org/10.1007/s11999-010-1691-z.

[42] Sanders B, Lavery KP, Pennington S, Warner JJP. Clinical success of biceps tenodesis with and without release of the transverse humeral ligament. J Shoulder Elbow Surg. 2012;21:66–71. https://doi. org/10.1016/j.jse.2011.01.037.

[43] Millett PJ, Sanders B, Gobezie R, Braun S, Warner JJ. Interference screw vs. suture anchor fixation for open subpectoral biceps tenodesis: does it matter? BMC Musculoskelet Disord. 2008;9:121. https://doi. org/10.1186/1471-2474-9-121.

[44] Kelly AM, Drakos MC, Fealy S, Taylor SA, O'Brien SJ. Arthroscopic release of the long head of the biceps tendon: functional outcome and clinical results. Am J Sports Med. 2005;33:208–13. https://doi. org/10.1177/0363546504269555.

[45] Kilicoglu O, Koyuncu O, Demirhan M, Esenyel CZ, Atalar AC, Ozsoy S, Bozdag E, Sunbuloglu E, Bilgic B. Time-dependent changes in failure loads of 3 biceps tenodesis techniques: in vivo study in a sheep model. Am J Sports Med. 2005;33:1536–44. https:// doi. org/10.1177/0363546505274716.

[46] Mazzocca AD, Bicos J, Santangelo S, Romeo AA, Arciero RA. The biomechanical evaluation of four fixation techniques for proximal biceps tenodesis. Arthroscopy. 2005;21:1296–

306. https://doi. org/10.1016/j.arthro.2005.08.008.

[47] Patzer T, Kircher J, Krauspe R. All-arthroscopic suprapectoral long head of biceps tendon tenodesis with interference screw–like tendon fixation after modified lasso-loop stitch tendon securing. Arthrosc Tech. 2012;1:e53–6. https://doi. org/10.1016/j. eats.2012.01.003.

[48] Richards DP, Burkhart SS. A biomechanical analysis of two biceps tenodesis fixation techniques. Arthroscopy. 2005;21:861–6. https://doi.org/10.1016/j.arthro.2005.03.020.

[49] Sethi PM, Rajaram A, Beitzel K, Hackett TR, Chowaniec DM, Mazzocca AD. Biomechanical performance of subpectoral biceps tenodesis: a comparison of interference screw fixation, cortical button fixation, and interference screw diameter. J Shoulder Elbow Surg. 2012;22:451–7. https://doi. org/10.1016/j.jse.2012.03.016.

[50] Park JS, Kim SH, Jung HJ, Lee YH, Oh JH. A prospective randomized study comparing the interference screw and suture anchor techniques for biceps tenodesis. Am J Sports Med. 2017;45:440–8. https://doi. org/10.1177/0363546516667577.

[51] Boileau P, Baqué F, Valerio L, Ahrens P, Chuinard C, Trojani C. Isolated arthroscopic biceps tenotomy or tenodesis improves symptoms in patients with massive irreparable rotator cuff tears. J Bone Joint Surg Am. 2007;89:747–57. https://doi.org/10.2106/ JBJS.E.01097.

[52] Boileau P, Krishnan SG, Coste J-S, Walch G. Arthroscopic biceps tenodesis: a new technique using bioabsorbable interference screw fixation. Arthroscopy. 2002;18:1002–12.

[53] Walch G, Edwards TB, Boulahia A, Nové-Josserand L, Neyton L, Szabó I. Arthroscopic tenotomy of the long head of the biceps in the treatment of rotator cuff tears: clinical and radiographic results of 307 cases. J Shoulder Elbow Surg. 2005;14:238–46. https://doi.org/10.1016/j.jse.2004.07.008.

[54] Werner BC, Pehlivan HC, Hart JM, Carson EW, Diduch DR, Miller MD, Brockmeier SF. Increased incidence of postoperative stiffness after arthroscopic compared with open biceps tenodesis. Arthroscopy. 2014;30:1075–84. https://doi. org/10.1016/j.arthro.2014.03.024.

[55] Sears BW, Spencer EE, Getz CL. Humeral fracture following subpectoral biceps tenodesis in 2 active, healthy patients. J Shoulder Elbow Surg. 2011;20:e7–11. https://doi.org/10.1016/ j.jse.2011.02.020.

[56] Euler SA, Smith SD, Williams BT, Dornan GJ, Millett PJ, Wijdicks CA. Biomechanical analysis of subpectoral biceps tenodesis: effect of screw malpositioning on proximal humeral strength. Am J Sports Med. 2015;43:69–74. https:// doi. org/10.1177/0363546514554563.

第 12 章 关节镜治疗肩部骨折手术并发症
Complications in Arthroscopic Fracture Management

Philipp Moroder　Maximilian Haas　Markus Scheibel　著

一、关节盂骨折

（一）概述

关节盂骨折通常发生于年轻患者，多见于高能量创伤，约占所有肩胛骨骨折的 1/3[1]。虽然关节外肩胛骨骨折通常可采用保守治疗，但累及关节盂的骨折必须根据其自身特点选择治疗方法[2]。关节盂缘的骨折与复发性肩关节脱位有关[3, 4]，并且由于它们影响盂肱关节的关节面，潜在的并发症还包括早期退行性关节病[5]。因此，与保守治疗相比，手术治疗可获得更优的功能评分[2]，也被认为是处理累及关节盂较大移位骨折的金标准。尽管如此，即使是有大的移位骨块时[6, 7]，保守治疗在确保盂肱关节同心性复位的前提下也能获得满意的结果（包括主观功能评分和关节功能）[7]。尽管开放手术方法可以实现骨折的解剖复位和可靠固定，但仍伴随很多潜在并发症，如广泛的手术创伤、软组织剥离所致肩胛下肌功能不全、失血和长期的术后康复[8]。另外，关节镜下骨折治疗是一种微创操作，不仅可清晰显示关节内骨折，还能提供令人满意术后外观和功能，同时较开放手术并发症的发生率更低[8, 9]。

（二）分类

Bigliani 等介绍了一种当今常见且广泛使用的急性关节盂缘骨折的分类方法[10]。Scheibel 等进一步将急性关节盂骨折分为骨性 Bankart 损伤（Ⅰa 型）、单一骨折块型骨折（Ⅰb 型）和多个骨折块型骨折（Ⅰc 型）[11]。

（三）外科技术

文献中描述了关节镜下治疗急性关节盂骨折的方法如下：将患者置于沙滩椅位[12-14]或侧卧位[8, 9, 15, 16]。可进行垂直和水平牵引的侧卧位有助于关节盂的显露和增加操作空间。除了后方、前上和前下入路，还可建立一个低位前下入路[16]，并在骨折复位前进行诊断性关节镜检[12, 13]。第一步是明确血肿，然后游离骨折块，随后使用剥离子[12, 17]、锉刀[12, 15, 16]、刨削刀[12, 13]或射频[12]复位骨折。骨折复位满意后，用空心螺钉[13]或骨内固定针[8, 17, 18]固定较大缺损（Ⅰb 型）（图 12-1 和图 12-2），或使用带线锚钉固定较小缺损（Ⅰa 型）[9, 12, 15, 16]和多块骨折（Ⅰc 型）[9, 12, 16]。伴随的盂唇损伤也可以使用带线锚钉处理[13, 16]。

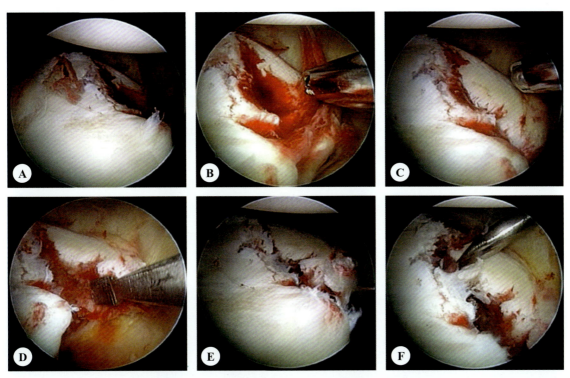

▲ 图 12–1　关节镜下固定大型关节盂骨折（Ⅰb 型）

A. 通过前上方入口直接观察；B. 用刨削刀清理骨折部位；C. 血肿清除后骨折线的显露得到改善；D. 使用剥离子移动骨折碎片；E. 骨折块尝试复位

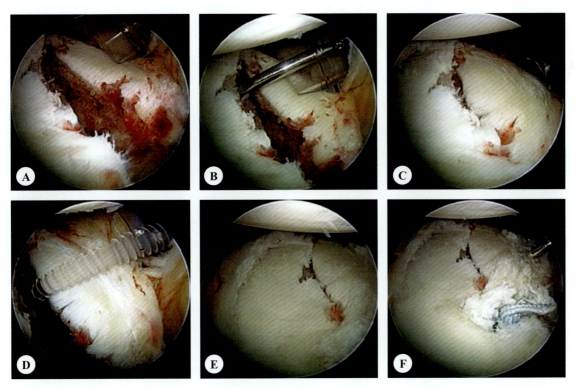

▲ 图 12–2　A. 通过前上方入口查看骨折间隙；B. 插入有助于暂时固定碎片的克氏针；C. 复位后碎片的位置；D. 用于骨块固定的可吸收螺钉；E. 骨折复位后镜下肩胛盂情况；F. 插入无结缝合锚钉，将上盂唇重新固定到骨折块上方的关节盂

（四）结果

关节镜下治疗关节盂骨折的临床效果和影像学结果较好，绝大多数患者术后 2 年内关节盂骨折愈合，并且恢复了稳定性[12, 13, 16, 18]。因此，患者满意度和主观肩关节评分也相当高[9, 12, 13, 16, 19]。虽然患者术后肩关节活动在大多数方向上都很出色，但一些研究显示与健侧相比，肩关节外旋有轻微受限[13, 16, 18]。

（五）并发症

1. 术前评估 / 指征

为了选择正确的治疗策略并避免不同技术可能的并发症，关节盂骨折的术前评估至关重要。通常，关节盂骨折有较大骨块，明显移位或关节不稳应手术治疗[12]。具体来说，大而单一的骨折块（Ⅰb 型）、骨折台阶大于 2mm 且无神经损伤（如臂丛神经病变）的骨折适合用关节镜螺钉固定或骨软骨针固定[13]。较小或多个骨块的骨折（Ⅰa 型或 Ⅰc 型）最终需要使用带线锚钉系统弹性固定，因为骨折块的大小可能不足以用于螺钉固定[15, 16]。

2. 术中

术中出现挑战和并发症的主要原因之一可能与缺乏专门用于关节镜固定骨折的器械有关。如果克氏针或螺丝刀太短无法在关节镜下操作，则不可能完成可靠固定[17]。另一个潜在的并发症是垂直于骨折方向拧入螺钉引起的。倾斜的骨折块治疗比较棘手，因为它们可能需要建立一个低位前下入路，有损伤神经血管的风险[17]。一般而言，前方和前下入路需要小心建立，以免损伤相关的神经血管结构，包括腋神经、头静脉、肌皮神经、臂丛神经和肱动脉[19]。当入路处

于 5～5:30 点钟位置时，腋神经受损的风险特别高[20, 21]。另外，3～4 点钟方向入路的神经血管损伤可能性较小[21]。应使用套管或经皮钻套，以免与相关的神经血管结构直接接触。

如果使用金属螺钉固定骨块，应注意平行于关节线拧入，并且不要太靠近关节面，以避免发生撞击和肱骨头软骨损伤，从而需要移除螺钉[13]。另外，建议拧紧螺钉时小心，因为拧得太紧会导致骨块碎裂。一个不错的选择是无头螺钉或针，这些螺钉或针可以不平行于关节面拧入。

如果用克氏针临时复位骨块，然后通过带线锚钉缝合盂唇间接固定，应注意避免在移除克氏针后骨块向内二次移位。当使用弹性固定技术时，保持盂唇与附着骨块的连续性是有利的，否则弹性固定可能会变得非常困难。面对高度粉碎游离骨块的情况，关节镜甚至开放固定都很困难，因此术中可能需要转行开放或关节镜下的骨移植物关节盂重建术[13]。

3. 术后

特定的并发症包括内固定引起的肱骨撞击（图 12-3 和图 12-4），肩关节活动受限，复位骨块的继发性骨丢失，畸形愈合 / 骨不连和骨块吸收。此外，关节盂骨折治疗后的患者还会出现创伤后骨关节炎及肱骨骨赘[9, 12, 13, 16]。

二、肱骨大结节和小结节骨折

（一）概述

在所有肱骨近端骨折中，肱骨大结节骨折占 13%～33%[22]。尽管经常发生，但单纯肱骨大结节骨折却很少见，并且通常是肩关节脱位

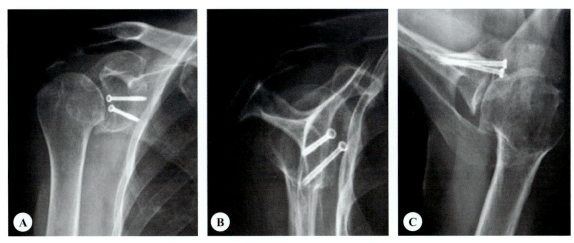

▲ 图 12–3　65 岁女性患者突出的螺钉发生肱骨撞击
A. 前后位；B. 侧位；C. 轴位

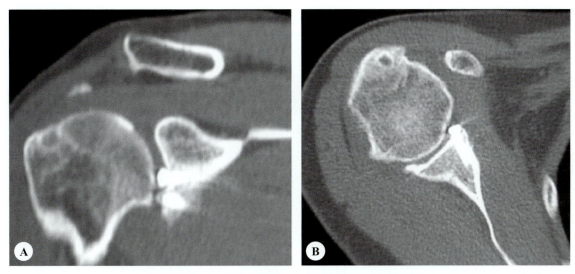

▲ 图 12–4　65 岁女性患者突出的螺钉发生肱骨撞击
A. 冠状位；B. 轴位

的结果[23]。根据损伤的机制，肱骨大结节骨折可分为压缩骨折，撕脱 / 剪切损伤和仅有小骨折块的肩袖撕脱骨折。压缩骨折最常见的原因是摔倒时肩膀直接着地或过度外展时大结节受到挤压，撕脱或剪切损伤与肩部前脱位有关，因大结节与关节盂直接接触而发生撕脱[3, 23, 24]。由于后上方有肩袖附着，大结节是维持肩关节功能不可或缺的重要组成部分，因此对创伤特别敏感。因此，一项生物力学研究发现，即使

是很小的大结节骨块移位，也可以改变抬臂所需的力矩平衡[25]。肩峰下间隙可能会因大结节骨折冠状面上移位的骨块而进一步缩小，从而严重限制肩关节活动并导致疼痛[26]。为了避免这些不利后果，必须仔细评估保守或手术治疗的适应证。由于要劈开三角肌，作为一种更具侵入性手术方法，开放手术对患者的损伤更大。但是，对于移位严重的骨折、多块骨折或骨质较差的患者，关节镜下骨折治疗可能很困难。

因此，可能优选开放手术[26]。单纯肱骨小结节骨折且肱骨头完整很少见，主要见于年轻男性。在大多数情况下，高能量的外展外旋创伤是小结节骨性撕脱骨折的原因[27-30]。与肱骨大结节骨折类似，肱骨小结节的轻微移位也会对功能预后产生负面影响。因此对于有移位的撕脱性骨折患者，手术治疗是首选方法[28, 30, 31]。但是，由于这种损伤的发生率极低，并没有普遍原则规定哪些骨折需要手术治疗。

（二）手术技术

1. 肱骨大结节骨折

患者取沙滩椅位[26, 32-34]或侧卧位[35, 36]。诊断性关节镜检查时不仅要关注肩袖足印区，还应包括肱二头肌长头腱滑车[26]、关节囊和韧带、盂唇和软骨，因为大结节骨折常常伴有盂肱关节的其他损伤[23]。清理骨折部位后，将关节镜移至肩峰下[35]。在检查肩峰下间隙时，入路的位置最好在更靠经典后方软点的外上方，以便更好地观察大结节和肩袖[34]。基于基本的手术技术，出现了一些不同的骨折复位工具和方法。从钝头套管[26, 34, 35]、探针钩[36]到过线器[32]，以及不同的关节镜下拉线装置。

骨折成功复位后，克氏针[34, 37]或镊子[37]可能有助于成功维持复位。文献中一般描述了三种不同的关节镜下固定大结节骨折的方法。

最初，空心螺钉是首选的方法[34, 37]。将螺钉沿着克氏针进入，拧入方向最好与肱骨干成45°角[37]。虽然这种方法可以挤压并固定大结节[34]，但用该技术处理多块骨折或骨质较差的患者并不理想[26]。

后来，双排带线锚结构作为另一种骨折固定方法被提出（图12-6）。这种技术是将带线

锚钉置入足印区的内侧，然后将缝合线从骨块上方穿过，用另外的带线锚钉固定于外侧。在内排钉以褥式缝合方式恢复肩袖内侧足印区的同时，外排钉则肱骨表面起到支撑骨折块的作用[35, 36, 38]。理想情况下，外排钉应与内排钉在同一直线上，并位于骨折块外侧5～10mm处（图12-5）。

2. 肱骨小结节骨折

患者取沙滩椅位行诊断性关节镜检查，检查肩胛下肌止点、肱二头肌长头腱和从上到下的反向滑车结构。通过进一步内旋手臂可以更好地观察肩胛下肌肌腱下部。于肩胛下肌肌腱前方采用褥式缝合。为此，将两个带线锚钉置入骨折部位。经前上入路拉出缝合线，然后将缝合线穿过肩胛下肌肌腱，于邻近腱骨界面的最下侧穿出。使用滑结复位撕脱的小结节。除了内排钉固定外，还可用外排钉加固。

（三）结果

1. 肱骨大结节骨折

螺钉固定后效果在文献中鲜有报道。然而，针对带线锚钉固定的研究较多。术后疼痛不明显，尤其是与术前相比[36]。患者评分包括UCLA评分[36]、ASES评分[36]和主观肩关节评价[26]都较高，表明患者的满意度很高。大多数患者也恢复了令人满意的活动能力，平均外展达153°～157°[36]。

2. 肱骨小结节骨折

关节镜治疗单纯小结节骨折的现有文献仅限于病例报道。但是，在一个病例报道中，Constant评分从61.4分提高到91.3分。患者完全没有疼痛，抬离试验和拿破仑/压腹试验均为阴性。影像学评估显示解剖上小结节牢固愈合[30]。

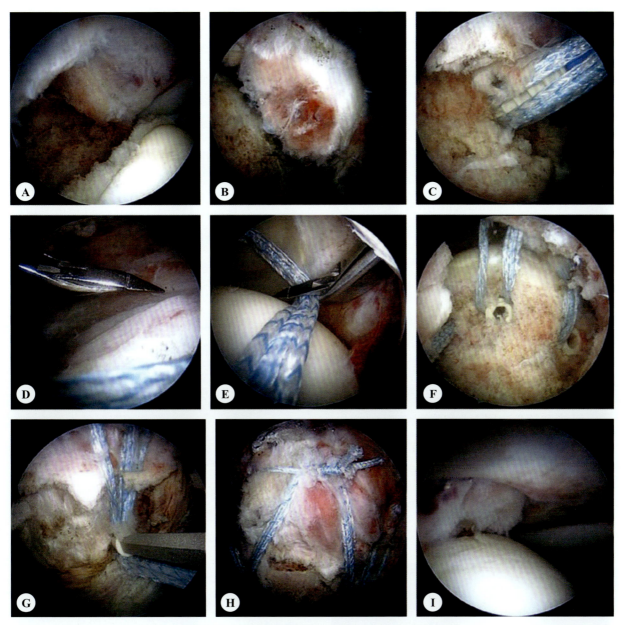

▲ 图 12-5　关节镜辅助手术治疗移位的单发大结节骨折

　A. 关节镜下后入路处移位的大结节骨折的关节内视图；B. 从侧入路观察骨折碎片；C. 在足印区内侧插入缝合锚钉；D 至 F. 使用缝合线穿过装置，将所有缝合线穿过肩袖内侧的骨碎片；G. 通过在骨折部位远端插入无结缝合锚钉，对缝合线进行侧向固定；H 和 I. 成功复位骨折的肩峰下和关节内视图

（四）并发症

1. 术前评估 / 指征

　在所有情况下，不仅要考虑骨折的形态，还要考虑每个患者的功能需求，以确定手术干预的必要性，并让患者愿意承受相应风险。

Neer 等建议，仅手术治疗移位超过 1cm 或成角大于 45° 的肱骨近端骨折[39]。但是，如上所述，即使较小的大结节骨块移位也可以改变抬臂所需的力矩平衡[25]，并进一步缩小了已经局限的肩峰下间隙，严重限制肩关节活动和导致疼痛[26]。此外，一项针对肱骨近端骨折流行病学特征的研究发现了单纯大结节骨折与肱骨近端骨折的主要区别。首先，单纯大结节骨折的患者年龄相对较小，且主要为男性。其次，单纯大结节骨折的患者合并症较少。最后，单纯大结节骨折与外伤性肩关节脱位更相关[40]。因此，作者建议将单纯大结节骨折与肱骨近端骨折的治疗和分类分开考虑[40]。目前建议通过手术治疗移位大于 5mm 的大结节骨折[41]。在运动员和日常重体力劳动者中，此阈值可以降低到 3mm[42]。不过，没有随机对照试验证实以上建议。另外，必须考虑骨折的长期性。由于单纯小结节骨折很少发生，因此没有针对其手术治疗的一般性建议。

2. 术中

某些骨折特征增加了并发症发生的风险，与采用何种关节镜下固定技术无关。广泛的血肿、增厚的滑囊或骨折线延伸至远下方，均使手术治疗变得更加困难[36]。肩袖的慢性骨性撕脱可能表现为广泛的肌腱回缩，并且没有机会将骨块和肌腱复位到先前的肱骨头止点处（图 12-6）。

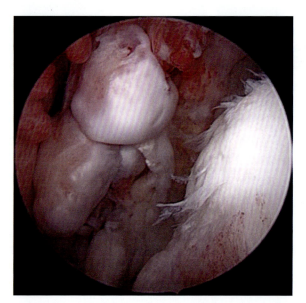

▲ 图 12-6 关节镜下显示后上肩袖慢性撕脱伤伴肌腱和附着骨碎片从外侧入路回缩

如果大结节骨折位于远下方，则应注意不要损伤腋神经，因为它在靠近骨折下方处走行[36]。对所有患者，必须进行精确的术前影像检查和术中检查才能发现大结节粉碎性骨折，从而无法用螺钉固定。

关节镜治疗大结节骨折的每种技术都有其固有的优缺点。对于所有固定技术，至关重要的是要有良好的初始固定强度，以免由于肩袖的牵拉而造成骨折二次移位。

对于螺钉固定，较好的置钉点可以选择肱骨距远端皮质并靠近关节面的软骨下骨区域。但是，必须注意避免螺钉进入关节。因此，建议在成功复位骨折后将关节镜重新插入盂肱关节中，以再次检查软骨是否完整[34]。

对于外侧皮质骨质量较差的患者，可以使用垫圈提高固定强度。但是，应避免过度复位结节间沟区的骨折，因为可能刺激肌腱而引起疼痛[33]。

使用缝合线和带线锚钉固定骨折有几种可能的并发症。为了降低锚钉切入或拔出的风险，锚钉的置入点应距骨折边缘至少 5mm[33]。在累及远下方的骨折外排钉的置入位置可能需要在骨干移行区，从而缺乏足够的松质骨固定锚钉。如果需要在骨折部位前方置入带线锚钉以防止继发的向后移位，则必须注意不要损伤肱二头肌肌腱或结节间沟。在置入内排钉时，大结节骨块和肩袖可能会受损。因此，Ji 等建议通过前方入路置入锚钉[35]。如果骨折位于肱骨头裸区，则可能难以通过冈下肌肌腱在该区域置入带线锚钉。同样，如果骨块向远下后方移位（如冈下肌或小圆肌的撕脱性骨折），则可能难以进行关节镜检查。因此，最终有必要转变为开放手术[36]。

3. 术后

术后并发症包括二次移位和植入物松动（图 12-7）、畸形愈合、骨不连、粘连性关节囊炎、缺血性骨坏死，以及医源性神经血管损伤导致功能缺陷和疼痛。为避免术后肩部僵硬，建议在保证骨折稳定性的基础上进行充分的物理治疗。建议定期进行影像学检查以排除二次移位。肱骨头缺血坏死是一种可发生于单纯大结节性骨折后的并发症。原因可能是最初创伤或手术时产生的医源性血管损伤，而不是骨折本身[43]。

三、锁骨外侧骨折

（一）概述

在所有肩胛带骨折中，锁骨骨折的发生率高达 44%[44]，最常见的原因是肩部直接损伤[45]。尽管锁骨远端骨折仅占全部锁骨骨折的 10%~17%[44, 46-48]，其治疗却极具挑战，因为骨折块和肩锁关节在手臂运动过程中承受较高的力学负荷，骨折复位后容易出现二次移位。各种开放[49-51]、微创[52, 53] 和关节镜辅助技术[54-58] 已被采用以提供初始稳定固定。关节镜辅助技术的一个主要优点是可以评估盂肱关节，并发现潜在的并发损伤，特别是鉴于超过 29% 的不稳定锁骨外侧骨折患者会出现并发损伤[54]。

（二）手术技术

手术于沙滩椅位下进行。在处理锁骨骨折之前，先进行盂肱关节和肩峰下关节镜检[54-60]。

手术原理类似于关节镜下治疗肩锁关节脱位。首先，显露喙突的下表面。然后，用空心钻沿锥状韧带方向于锁骨骨折线内侧建立经锁骨和经喙突骨道。用缝合线将金属襻钢板穿入骨道，在喙突下方翻转固定。

骨折复位可以使用骨膜剥离器[56] 或手动按压。另外，对肱骨施加向上的力可以帮助复位骨折[55]。最后，将缝合线打结固定在锁骨上，术中透视确定骨折已成功复位。使用另外一条穿过初始骨道和经外侧骨块垂直骨道的缝合线可以提高骨块间的压缩力[56]（图 12-8）。

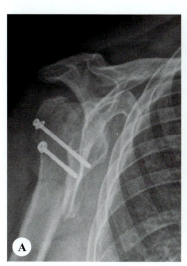
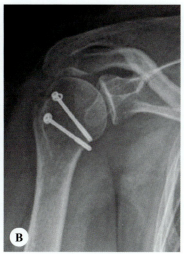
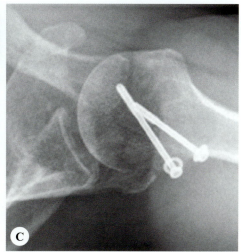

▲ 图 12-7　关节镜下使用螺钉固定系统固定大结节骨折后再次出现复位丢失

A. 术后首次 X 线检查；B 和 C. 大结节继发性移位

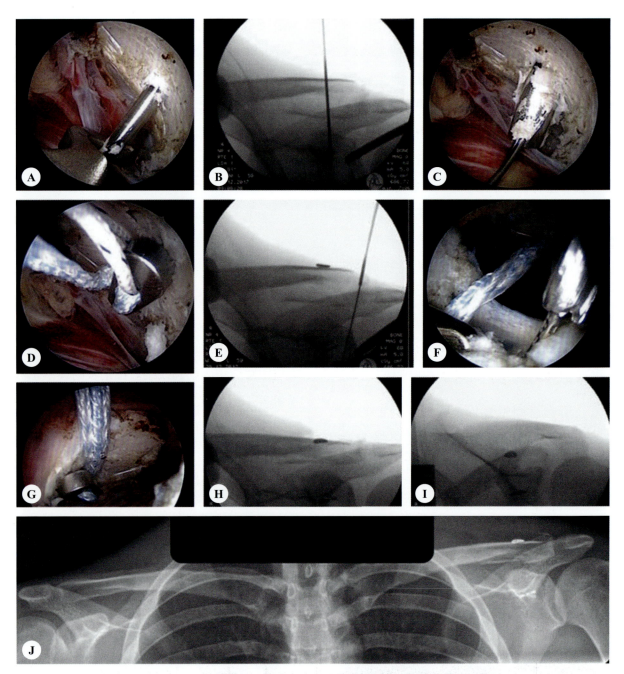

▲ 图 12-8　关节镜辅助下使用双按钮装置重新固定移位的锁骨外侧骨折

A. 关节镜下观察喙突的下表面，克氏针穿过骨；B. 前后位 X 线透视显示锁骨下经桡关节克氏针和空心钻的位置；C. 在取出克氏针后，将镍钛诺缝合线穿过空心钻插入；D. 沿着坚固的合成缝合线将金属按袢钢板位在喙突的下表面上；E. 钻穿过侧向碎片；F 和 G. 经纤维钻头插入第二根镍钛诺缝合线通过线，以来回穿过坚固的合成缝合线；H 和 I. 在拉紧双按钮装置和系紧缝合线后，实现了充分的骨折复位和固定；J. 术后 X 线片显示满意的骨折线对齐

（三）结果

在大多数情况下，关节镜辅助手术治疗可实现锁骨骨折的影像学愈合[55, 58]。患者术后疼痛较轻，主观功能评分和满意度都很高[58, 59]。除主观效果外，肩部活动度评估还表明，与健侧相比，肩关节的运动范围无明显差异[56, 58]。

（四）并发症

1. 术前评估 / 指征

基于 Neer 最初提出的分类[47, 61]，Jäger 和 Breitner 进一步制订了锁骨外侧骨折的分类方法，该分类方法如今已被广泛使用并被普遍接受[62]。Ⅰ型骨折位于喙锁韧带的外侧，因为喙锁韧带未损伤，所以被认为是稳定骨折[62]。喙锁带损伤的骨折被称为Ⅱ型骨折，并进一步细分为Ⅱa型（锥状韧带撕裂）和Ⅱb型（斜方韧带撕裂）[62]。因此，由于胸锁乳突肌的张力，通常在Ⅱa型骨折中见到内侧骨折块的冠状移位[63]。位于喙锁韧带内侧的骨折被称为Ⅲ型骨折，Ⅳ型骨折见于小儿骨膜袖套样撕脱[62]。

2. 术中

本文所示的关节镜下骨折固定方法是一种间接的闭合或经皮骨折复位方法。存在的一个问题是如何充分复位并保留骨折块。同时，斜方肌及其筋膜的嵌入会影响骨折的复位和愈合[58]。外科手术的目的应该是实现或接近解剖复位，并且提供良好的初始稳定性以促进骨折愈合。

另一个并发症是襻钢板滑脱，例如钻孔的位置过于靠近骨边缘，或者钻孔尝试过多导致锁骨或喙突骨折[58, 64]。一些作者甚至建议打结时也应非常小心，因为可能会发生固定失败或喙突骨折[60]。

3. 术后

并发症包括二次移位、畸形愈合、骨不连、粘连性关节囊炎、医源性神经血管损伤。X线检查中偶尔会发现喙锁过度骨化，大多数情况下没有临床症状[56, 64]。另一个经常遇到的并发症是内固定物和缝合线材料刺激位于锁骨上方较薄的软组织，从而导致伤口愈合问题和感染。因此，建议在关闭伤口时用尽可能多的软组织覆盖植入物和线结。襻钢板的移动是该手术另一个特定并发症（图 12-9）。其并不会引起临床症状，但有可能导致骨折移位或骨不连[58]。通常，骨不连是合并锁骨外侧骨折的常见并发症（图 12-10）[56, 59, 64]。尽管这种间接的锁骨外侧骨折固定技术具有一定的优势，但它仅提供了有限的初始稳定性。为了避免骨折愈合前发生二次移位（图 12-11）和襻钢板失效，建议遵循相对保守的术后物理治疗方案，包括患肢用外展枕固定 6 周。

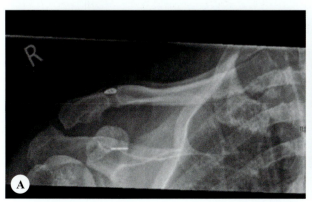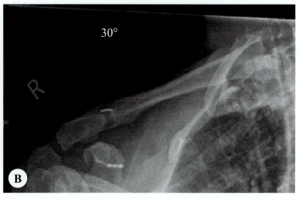

▲ 图 12-9　关节镜下使用双按钮系统重建锁骨外侧骨折后，术后 X 线片可见隧道增宽和轻微襻钢板移位
A. 中立位；B. 30° 倾斜

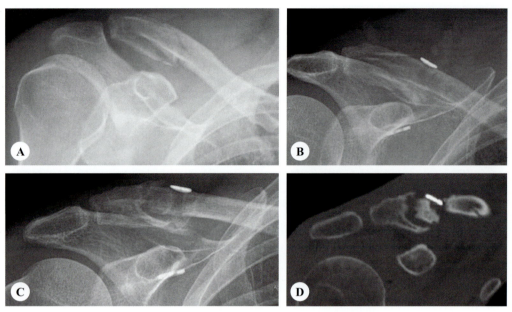

▲ 图 12-10　关节镜辅助固定后锁骨外侧端骨折不愈合

A. 术前；B. 术后；C. 随访 X 线片；D. 随访 CT

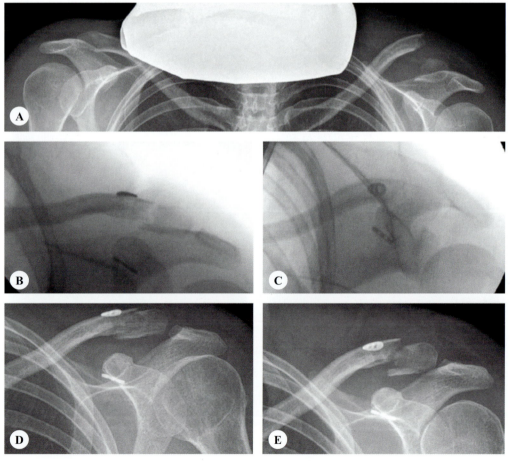

▲ 图 12-11　关节镜辅助下锁骨外侧骨折（Ⅱa 型）固定后再次出现复位丢失

A. 术前 X 线片；B 和 C. 术中 X 线透视显示骨折充分复位；D 和 E. 随访 X 线片观察到再次复位

参考文献

[1] Ideberg R, Grevsten S, Larsson S. Epidemiology of scapular fractures. Incidence and classification of 338 fractures. Acta Orthop Scand. 1995;66(5):395–7.

[2] Zlowodzki M, Bhandari M, Zelle BA, Kregor PJ, Cole PA. Treatment of scapula fractures: systematic review of 520 fractures in 22 case series. J Orthop Trauma. 2006;20(3):230–3.

[3] Rowe CR. Prognosis in dislocations of the shoulder. J Bone Joint Surg Am. 1956;38-A(5):957–77.

[4] Rowe CR, Patel D, Southmayd WW. The Bankart procedure: a long-term end-result study. J Bone Joint Surg Am. 1978;60(1):1–16.

[5] Ideberg R, Bateman JE, Welsh RP. Fractures of the scapula involving the glenoid fossa. Toronto: BC Decker; 1984. p. 63–6.

[6] Kraus N, Gerhardt C, Haas N, Scheibel M. Conservative therapy of antero-inferior glenoid fractures. Unfallchirurg. 2010;113(6):469–75.

[7] Maquieira GJ, Espinosa N, Gerber C, Eid K. Non-operative treatment of large anterior glenoid rim fractures after traumatic anterior dislocation of the shoulder. J Bone Joint Surg Br. 2007;89(10):1347–51.

[8] Carro LP, Nuñez MP, Llata JIE. Arthroscopic-assisted reduction and percutaneous external fixation of a displaced intra-articular glenoid fracture. Arthroscopy. 1999;15(2):211–4.

[9] Bauer T, Abadie O, Hardy P. Arthroscopic treatment of glenoid fractures. Arthroscopy. 2006;22(5):569. e1–6.

[10] Bigliani LU, Newton PM, Steinmann SP, Connor PM, McIlveen SJ. Glenoid rim lesions associated with recurrent anterior dislocation of the shoulder. Am J Sports Med. 1998;26(1):41–5.

[11] Scheibel M, Kraus N, Gerhardt C, Haas NP. Anteriore Glenoidranddefekte der Schulter. Orthopade. 2009;38(1):41–53.

[12] Sugaya H, Kon Y, Tsuchiya A. Arthroscopic repair of glenoid fractures using suture anchors. Arthroscopy. 2005;21(5):635. e1–5.

[13] Tauber M, Moursy M, Eppel M, Koller H, Resch H. Arthroscopic screw fixation of large anterior glenoid fractures. Knee Surg Sports Traumatol Arthrosc. 2008;16(3):326–32.

[14] Tauber M, Resch H, Forstner R, Raffl M, Schauer J. Reasons for failure after surgical repair of anterior shoulder instability. J Shoulder Elbow Surg. 2004;13(3):279–85.

[15] Krüger D, Kraus N, Gerhardt C, Scheibel M. Technik und Grenzen arthroskopischer Versorgung von Glenoid- und Skapulafrakturen. Obere Extremität. 2013;8(2):78–86.

[16] Scheibel M, Hug K, Gerhardt C, Krueger D. Arthroscopic reduction and fixation of large solitary and multifragmented anterior glenoid rim fractures. J Shoulder Elbow Surg. 2016;25(5):781–90.

[17] Frush TJ, Hasan SS. Arthroscopic reduction and cannulated screw fixation of a large anterior glenoid rim fracture. J Shoulder Elbow Surg. 2010;19(3):e16–e9.

[18] Cameron SE. Arthroscopic reduction and internal fixation of an anterior glenoid fracture. Arthroscopy. 1998;14(7):743–6.

[19] Marsland D, Ahmed HA. Arthroscopically assisted fixation of glenoid fractures: a cadaver study to show potential applications of percutaneous screw insertion and anatomic risks. J Shoulder Elbow Surg. 2011;20(3):481–90.

[20] Davidson PA, Tibone JE. Anterior-inferior (5 o'clock) portal for shoulder arthroscopy. Arthroscopy. 1995;11(5):519–25.

[21] Meyer M, Graveleau N, Hardy P, Landreau P. Anatomic risks of shoulder arthroscopy portals: anatomic cadaveric study of 12 portals. Arthroscopy. 2007;23(5):529–36.

[22] Kristiansen B, Barfod G, Bredesen J, Erin-Madsen J, Grum B, Horsnaes MW, et al. Epidemiology of proximal humeral fractures. Acta Orthop Scand. 1987;58(1):75–7.

[23] Bahrs C, Lingenfelter E, Fischer F, Walters EM, Schnabel M. Mechanism of injury and morphology of the greater tuberosity fracture. J Shoulder Elbow Surg. 2006;15(2):140–7.

[24] Green A, Izzi J. Isolated fractures of the greater tuberosity of the proximal humerus. J Shoulder Elbow Surg. 2003;12(6):641–9.

[25] Bono CM, Renard R, Levine RG, Levy AS. Effect of displacement of fractures of the greater tuberosity on the mechanics of the shoulder. J Bone Joint Surg Br. 2001;83(7):1056–62.

[26] Greiner S, Scheibel M. Knöcherne Rotatorenmanschettenausrisse: Arthroskopische Konzepte. Orthopade. 2011;40.

[27] Paschal SO, Hutton KS, Weatherall PT. Isolated avulsion fracture of the lesser tuberosity of the humerus in adolescents. A report of two cases. J Bone Joint Surg Am. 1995;77(9):1427–30.

[28] Robinson CM, Teoh KH, Baker A, Bell L. Fractures of the lesser tuberosity of the humerus. J Bone Joint Surg Am. 2009;91(3):512–20.

[29] Ross GJ, Love MB. Isolated avulsion fracture of the lesser tuberosity of the humerus: report of two cases. Radiology. 1989;172(3):833–4.

[30] Scheibel M, Martinek V, Imhoff AB. Arthroscopic reconstruction of an isolated avulsion fracture of the lesser tuberosity. Arthroscopy. 2005;21(4):487–94.

[31] Ogawa K, Takahashi M. Long-term outcome of isolated lesser tuberosity fractures of the humerus. J Trauma. 1997;42(5):955–9.

[32] Cadet ER, Ahmad CS. Arthroscopic reduction and suture anchor fixation for a displaced greater tuberosity fracture: a case report. J Shoulder Elbow Surg. 2007;16(4):e6–9.

[33] Song HS, Williams GR Jr. Arthroscopic reduction and fixation with suture-bridge technique for displaced or

comminuted greater tuberosity fractures. Arthroscopy. 2008;24(8):956–60.

[34] Taverna E, Sansone V, Battistella F. Arthroscopic treatment for greater tuberosity fractures: rationale and surgical technique. Arthroscopy. 2004;20(6):e53–7.

[35] Ji JH, Kim WY, Ra KH. Arthroscopic double-row suture anchor fixation of minimally displaced greater tuberosity fractures. Arthroscopy. 2007;23(10):1133.e1–4.

[36] Ji JH, Shafi M, Song IS, Kim YY, McFarland EG, Moon CY. Arthroscopic fixation technique for comminuted, displaced greater tuberosity fracture. Arthroscopy. 2010;26(5):600–9.

[37] Carrera EF, Matsumoto MH, Netto NA, Faloppa F. Fixation of greater tuberosity fractures. Arthroscopy. 2004;20(8):e109–11.

[38] Kim K-C, Rhee K-J, Shin H-D, Kim Y-M. Arthroscopic fixation for displaced greater tuberosity fracture using the suture-bridge technique. Arthroscopy. 2008;24(1):120.e1–3.

[39] Neer CS 2nd. Displaced proximal humeral fractures. I. Classification and evaluation. J Bone Joint Surg Am. 1970;52(6):1077–89.

[40] Kim E, Shin HK, Kim CH. Characteristics of an isolated greater tuberosity fracture of the humerus. J Orthop Sci. 2005;10(5):441–4.

[41] McLaughlin HL. Dislocation of the shoulder with tuberosity fracture. Surg Clin North Am. 1963;43:1615–20.

[42] Park TS, Choi IY, Kim YH, Park MR, Shon JH, Kim SI. A new suggestion for the treatment of minimally displaced fractures of the greater tuberosity of the proximal humerus. Bull Hosp Jt Dis. 1997;56(3):171–6.

[43] Gruson KI, Ruchelsman DE, Tejwani NC. Isolated tuberosity fractures of the proximal humeral: current concepts. Injury. 2008;39(3):284–98.

[44] Postacchini F, Gumina S, De Santis P, Albo F. Epidemiology of clavicle fractures. J Shoulder Elbow Surg. 2002;11(5):452–6.

[45] Stanley D, Trowbridge EA, Norris SH. The mechanism of clavicular fracture. A clinical and biomechanical analysis. J Bone Joint Surg Br. 1988;70(3):461–4.

[46] Craig E. Fractures of the clavicle. In: Rockwood CA, Matsen FA, editors. The shoulder. Philadelphia: WB Saunders; 1990. p. 367–412.

[47] Neer CS 2nd. Fracture of the distal clavicle with detachment of the coracoclavicular ligaments in adults. J Trauma. 1963;3:99–110.

[48] Nordqvist A, Petersson C. The incidence of fractures of the clavicle. Clin Orthop Relat Res. 1994;(300):127–32.

[49] Herrmann S, Schmidmaier G, Greiner S. Stabilisation of vertical unstable distal clavicular fractures (Neer 2b) using locking T-plates and suture anchors. Injury. 2009;40(3):236–9.

[50] Kashii M, Inui H, Yamamoto K. Surgical treatment of distal clavicle fractures using the clavicular hook plate. Clin Orthop Relat Res. 2006;447:158–64.

[51] Lee SK, Lee JW, Song DG, Choy WS. Precontoured locking plate fixation for displaced lateral clavicle fractures. Orthopedics. 2013;36(6):801–7.

[52] Nandra R, Kowalski T, Kalogrianitis S. Innovative use of single-incision internal fixation of distal clavicle fractures augmented with coracoclavicular stabilisation. Eur J Orthop Surg Traumatol. 2017;27(8):1057–62.

[53] Teoh KH, Jones SA, Robinson JD, Pritchard MG. Long-term results following polydioxanone sling fixation technique in unstable lateral clavicle fracture. Eur J Orthop Surg Traumatol. 2016;26(3):271–6.

[54] Beirer M, Zyskowski M, Cronlein M, Pforringer D, Schmitt-Sody M, Sandmann G, et al. Concomitant intra-articular glenohumeral injuries in displaced fractures of the lateral clavicle. Knee Surg Sports Traumatol Arthrosc. 2017;25(10):3237–41.

[55] Checchia SL, Doneux PS, Miyazaki AN, Fregoneze M, Silva LA. Treatment of distal clavicle fractures using an arthroscopic technique. J Shoulder Elbow Surg. 2008;17(3):395–8.

[56] Kraus N, Stein V, Gerhardt C, Scheibel M. Arthroscopically assisted stabilization of displaced lateral clavicle fractures with coracoclavicular instability. Arch Orthop Trauma Surg. 2015;135(9):1283–90.

[57] Nourissat G, Kakuda C, Dumontier C, Sautet A, Doursounian L. Arthroscopic stabilization of Neer type 2 fracture of the distal part of the clavicle. Arthroscopy. 2007;23(6):674.e1–4.

[58] Motta P, Bruno L, Maderni A, Tosco P, Mariotti U. Acute lateral dislocated clavicular fractures: arthroscopic stabilization with TightRope. J Shoulder Elbow Surg. 2014;23(3):e47–52.

[59] Ranalletta M, Rossi LA, Barros H, Nally F, Tanoira I, Bongiovanni SL, et al. Minimally invasive double-button fixation of displaced lateral clavicular fractures in athletes. Am J Sports Med. 2017;45(2):462–7.

[60] Takase K, Kono R, Yamamoto K. Arthroscopic stabilization for Neer type 2 fracture of the distal clavicle fracture. Arch Orthop Trauma Surg. 2012;132(3):399–403.

[61] Neer CS 2nd. Fractures of the distal third of the clavicle. Clin Orthop Relat Res. 1968;58:43–50.

[62] Jager M, Breitner S. Therapy related classification of lateral clavicular fracture. Unfallheilkunde. 1984;87(11):467–73.

[63] Breitner S, Theisen C, Schneider K, Kösters C, Raschke M. Die laterale Klavikulafraktur–Grundlagen, OP-Indikationen, Versorgungstechniken. Obere Extremität. 2014;9(3):222–8.

[64] Loriaut P, Moreau PE, Dallaudiere B, Pelissier A, Vu HD, Massin P, et al. Outcome of arthroscopic treatment for displaced lateral clavicle fractures using a double button device. Knee Surg Sports Traumatol Arthrosc. 2015;23(5):1429–33.

第13章　肩关节镜手术血管相关并发症
Vascular Complications in Shoulder Arthroscopy

Laurent Lafosse　Thibault Lafosse　著

虽然在肩关节镜手术中，血管相关并发症的发生率极低，但一旦发生却是灾难性的。本章我们主要介绍不同肩关节镜手术中血管损伤的风险和相关并发症的发生。

同时也将介绍一些避免血管相关并发症发生的手术技巧和应对方法。

本章将基于作者个人相关经验，详细评估血管相关并发症发生的风险，描述其临床表现，以及如何避免其发生和发生后如何应对和治疗。

一、全身并发症

（一）深静脉血栓形成

深静脉血栓形成是肩关节镜手术并发症之一[1-5]。Burkhart SS 最早报道了一例肩关节镜手术后出现上肢深静脉血栓形成[6]。他所报道的患者是由于淋巴瘤压迫血管而造成的深静脉血栓形成。肩关节镜手术导致的深静脉血栓形成极为少见，Kuresmski 报道的发生率仅为0.31%[7]；Dattani 对新近出版的 14 篇文献中一共 92 440 例肩关节镜手术进行总结后发现，VTE 的发生率为 0.038%[8]。肩关节镜手术后发生 VTE 的临床表现并没有太多特异性。患者往往自觉手部肿胀，此时进行超声检查即可明确诊断。DVT 可以在术后几天内出现，也可以在术后几周后发生。关节镜手术过程中所需要的高压灌注和术后制动可能会增加其发生的风险。而关节镜术中体位对 DVT 的发生并没有影响。有时候很难将术后炎性反应造成的肿胀和 DVT 造成的肢体肿胀相区别，所以一旦怀疑有 DVT 的可能时，应尽早通过超声检查来确认。

DVT 会导致上腔静脉综合征、静脉血栓形成后综合征和静脉血栓栓塞症[9, 10]，而这些有时候是致命的[11]。

（二）静脉空气栓塞

关节镜手术造成空气栓塞最早是由 R. Habegger 在 1989 年报道的[12]。那是 1 例利用膝关节镜进行诊断的急性创伤患者，当时操作并不是在液体灌注而是在充气的条件下进行。作者使用了比静脉压高 5~10 倍的压力，空气可能是通过关节内的骨折端进入血管中。第 1 例肩关节镜发生静脉空气栓塞是由 E.Faure 报道的[13]。患者是一位 40 岁的健康女性，在关节镜检查开始时往她的关节腔内注射 60ml 空气，然后注射生理盐水。入镜后 3min 潮气末二氧化碳分压（$ETCO_2$）降至 10mmHg 以下，血

115

氧饱和度 SpO_2 降至麻醉前的 90% 以下，窦性心律为 90 次 / 分。这时马上停止手术和麻醉，给予 100% 纯氧人工通气，1mg 肾上腺素注射，并将患者体位改为仰卧位，得以抢救成功。类似的情况也曾发生在一位 28 岁的男性肩关节镜手术患者身上，这位患者最终被治愈，没有任何遗留症状[14]。但是其他报道的病例却都是致命的[14, 15]。Zmistowski 报道 1 例患者因为注入生理盐水时误入空气导致的空气栓塞，患者不幸在术后 14 天后最终死亡[15]。另外，沙滩椅位和左侧卧位可能造成三尖瓣关闭不全而导致静脉中空气的膨胀，是空气栓塞的危险因素。

现在看来，肩关节镜手术时不应该往关节腔里充入空气，尤其是对于一些急性损伤的患者。

在使用灌注泵时，护士要留意灌注袋里需一直有液体存在，避免将空气注入关节腔内，这是尤其要重视的。

二、局部并发症

（一）静脉瘤

Cameron 在 1996 年描述了肩关节镜手术后假性静脉瘤的形成[16]。该病例是一位肾衰竭患者，有较长的血管造瘘史，术后出现了头静脉迟发性血流量增高。术后 3 个月，形成了静脉瘤，最终再次手术将静脉瘤切除。

（二）假性动脉瘤

2015 年，Ishida 首先描述了肩关节镜术后发生于胸肩峰动脉肩峰支的假性动脉瘤[17]。术后第 5 天出现直径 5mm 的血管团块，术后 6

周时直径增至 20mm，最后通过手术成功切除。另一例报道发生在同一血管，最终通过介入栓塞而得到有效治疗[18]。

（三）肩关节镜入路相关解剖

Meyers 在 2007 年对常用的 6 个肩关节镜手术入路进行尸体解剖研究，分析并描述了每个入路造成相关血管损伤的风险[19]，认为有 2 个入路存在损伤血管的风险。

• 5 点钟入路存在腋动脉损伤的风险（平均距离 1.3cm）。
• Neviaser 入路存在肩胛上动脉损伤的风险（平均距离 2.5cm）。

三、个人经验

如今，哪怕是最先进的开放手术技术，所导致的血管损伤风险也要比关节镜手术造成血管损伤的风险大很多。由于肩关节手术不仅仅停留在关节腔内的探查和治疗，更多的是肩袖修复、肩关节不稳和周围神经丛疾病的治疗，肩关节镜逐渐向肩部内镜转变。根据 Rockwood 肩关节外科学（第 3 版），我们将肩部分为三个部分（图 13-1），即前部、后上部和下部。

• 后上部主要与肩峰下方相对应，含有冈

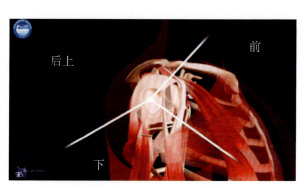

▲ 图 13-1　肩关节的三个部分划分

上肌、冈下肌、小圆肌及浅表静脉血管和肩胛上神经。它的外侧边界是肩峰下滑囊的最外侧，其中有腋神经的三角支通过。

- 前部始于肩峰下滑囊的前缘，止于肩胛下肌的下缘。它包含了喙突和联合腱，它们作为外侧和前内侧的界限。

- 下部是指腋下区域，其上界起于四边孔水平，下界起于背阔肌的下缘。

（一）后上部

除肩胛上动脉外，这一区域没有重要的血管结构存在（图 13-2）。关节镜下肩胛上神经松解术中，松解横韧带时要注意保护内侧动脉，或者使用射频充分止血。因为局部渗血可能会造成术后大血肿的形成，进一步造成肩胛上神经周围出现继发的纤维化。

对后上方肩袖进行松解时要注意肩峰基底部关节周围的血管结构，这样可以避免肩袖缝合时周围反复出血（图 13-3）。这些血管是向肩峰下组织发出的分支，大部分被脂肪包围，在某种程度上使得止血变得相对困难一些。

（二）前部

该区域包括肩胛下肌、神经、锁骨下和腋下血管。如前所述，以喙突和联合腱为界分为两个亚区。

- 外侧部分延伸到了喙突下滑囊（图 13-4），其中损伤重要血管结构的风险较低。
  - 唯一的血管结构说明如下。
    - 在浅层分离喙肩韧带时能遇到胸肩峰

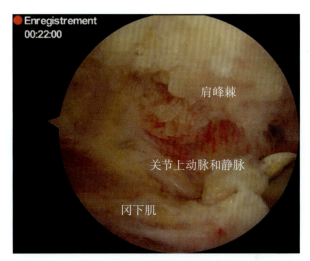

▲ 图 13-3　肩峰基底部关节周围的血管结构

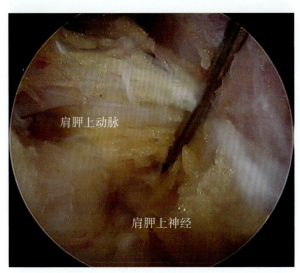

▲ 图 13-2　肩胛上神经和肩胛上动脉

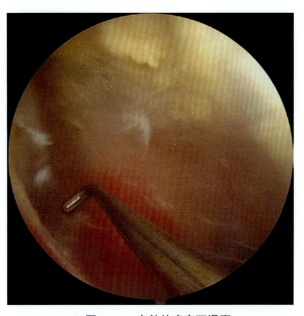

▲ 图 13-4　完整的喙突下滑囊

动脉终末支部分。它位于三角肌和喙肩韧带之间。在进行肩峰成形术和肩锁关节成形时必须仔细止血。

◆ 在肩胛下肌下缘进行操作时容易造成出血。一般只要保持喙突下滑囊是完整的，这个区域就没有血管和神经损伤风险。在修复肩胛下肌时，关节内操作应该在内侧区域进行，关节外操作应该在喙突和联合腱的后方，仅限于内侧喙突下滑囊之中。

• 内侧区域是肩部最危险的区域。

– 喙突下区域说明如下。

◆ 将喙突下滑囊的内侧缘打开（图 13-5），我们就可以在关节镜下辨认出神经丛和腋下血管（图 13-6）。腋动脉位于臂丛神经后束的前方，紧靠肌皮神经的后方。对回缩明显的肩胛下肌进行修复时，适当松解腋神经或肩胛下神经是必要的，这时候要格外注意保护腋动脉和腋静脉。

– 锁骨下区域说明如下。

◆ 这个区域的血管神经位于锁骨和锁骨下肌的后方，平第 1 肋骨前方水平。更下方一些的神经血管结构则位于胸小肌的后面。因此，我们在进行镜下 Latarjet 手术时，当肩关节前方操作在锁骨水平以下，只要保证胸小肌是完整的，就基本上没有伤及血管神经的风险。

◆ 但胸小肌的完整性一旦破坏，就有损伤神经和血管结构的危险。

◆ 在锁骨的上方，血管和神经结构包含在同一鞘膜中。在镜下松解神经丛时，必须特别注意保护腋动脉和腋静脉。

◆ 我们在对 1 例第 1 肋切除术后出现胸廓出口综合征的 44 岁女性患者进行松解时就出现了腋静脉损伤。在松解到锁骨后方区域时，损伤到了纤维组织包绕下的静脉血管（图 13-7A）。这时候通过适当增大灌注泵的灌注压可以控制出血，但是要防止空气泵入。这是一

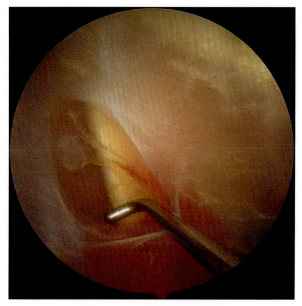

▲ 图 13-5　喙突下滑囊打开后

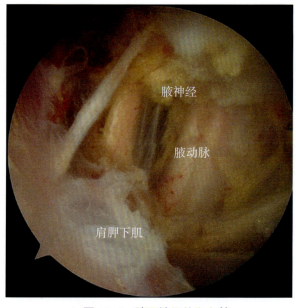

▲ 图 13-6　腋下神经丛和血管

个长约 2cm 纵行的撕裂。我们在镜下用钛夹对血管进行钳夹止血（图 13-7B）。彻底止血后，松解手术得以继续进行，最后患者平稳地返回麻醉恢复室。

- 胸小肌后方区域说明如下。

  ◆ 有些患者进行神经松解时会遇到一些横行的动脉从神经丛的前方通过。如果不慎造成这些血管损伤，可以常规准备一些血管夹进行钳夹止血。

  ◆ Latarjet 手术，不管是镜下还是切开，都会涉及神经血管丰富的敏感区域（图 13-8）。术中应特别注意及时止血，避免术中出血和术后形成血肿。从 2003 年至今，我们一共完成了超过 800 例的镜下 Latarjet 手术。5 例患者需要行关节镜下血肿清理，但并无遗留症状。其中 1 例患者术后形成血肿，通过简单的灌洗没有得到有效改善。一名 23 岁的男性患者因左肩不稳接受关节镜下 Latarjet 手术。术中止血很困难，虽

然没有见到明显的血管损伤，但持续存在轻微的渗血，最后只能通过增大灌注压力来完成手术。术中也特别关注并保护了腋下血管。术后第 1 天肢体肿胀，但很难区分是术后肿胀还是出血（图 13-9A 和 B）。第 2 天患者血红蛋白下降至 7g/L 时，我们选择在关节镜下进行探查和灌洗，也并没有发现明显的出血部位。持续的出血让我们在患者术后第 3 天选择了超声检查，最终证实是腋动脉的小分支形成的假性动脉瘤在出血，血管 CT 造影也证实了这一点（图 13-9C 和 D），但是整个腋动脉还是完整的。最初我们想利用 Coil 弹簧圈进行介入止血，但没有成功（图 13-9E）。最后在血管介入医生的帮助下，在血管分支起始部放置血管支架才最终成功止血（图 13-9F 和 G）。虽然形成了一个弥漫性的巨大血肿（图 13-9H），但患者最终还是恢

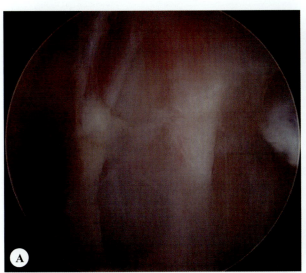
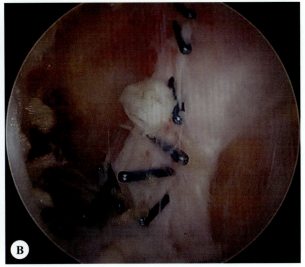

▲ 图 13-7　腋静脉

A. 垂直撕裂；B. 血管夹钳夹止血

复了血管功能，并在术后 6 个月后获得了良好的手术效果和关节功能（图 13-9I 和 J）。抗凝治疗 6 个月后，无血管后遗症，脉搏、超声检查完全正常。

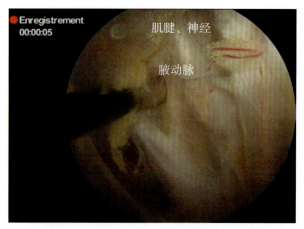

▲ 图 13-8　镜下 Latarjet 手术显露神经血管丛

（三）下方区域

对于巨大的不可修复肩袖撕裂，背阔肌转位可以部分代替后上方肩袖和肩胛下肌的功能。与可能发生的神经损伤并发症不同，目前暂时还没有血管损伤并发症的报道。

结论

虽然肩关节镜手术发生血管损伤相关并发症的情况极为罕见，但可能是极为凶险的。为避免 DVT 的发生，应采取全身性的系统预防措施。在使用灌注泵时，不应使用任何注射器针筒，以免误入空气，造成空气栓塞这样的灾难性并发症。同时，熟悉解剖对于避免术中损伤血管也是极为重要的。

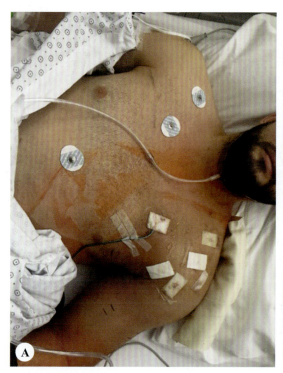
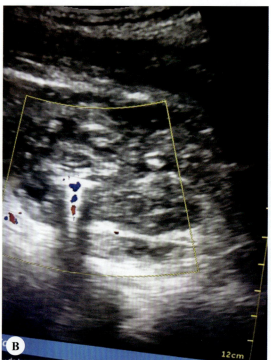

▲ 图 13-9　镜下 Latarjet 手术损伤动脉
A. 术后第 1 天血肿；B. 超声显示出血动脉

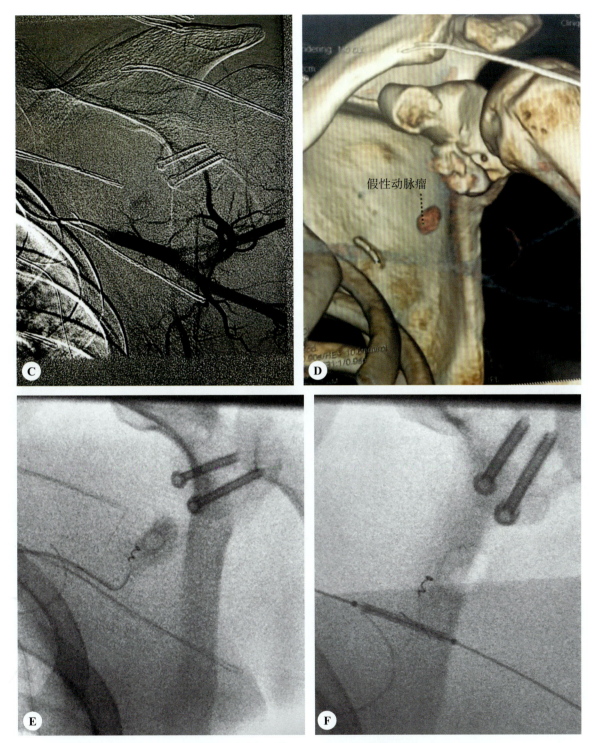

▲ 图 13-9（续）　镜下 Latarjet 手术损伤动脉

C 和 D. 血管 CT 造影检查；E. Coil 血管弹簧圈止血失败；F. 血管支架扩张

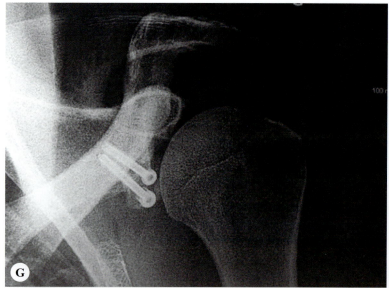
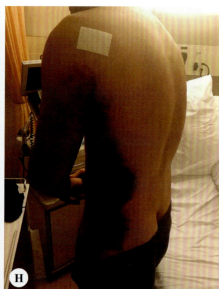
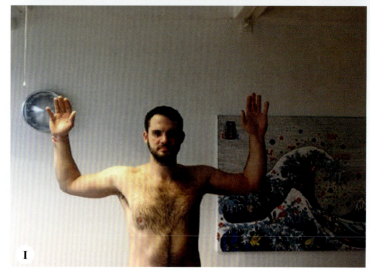
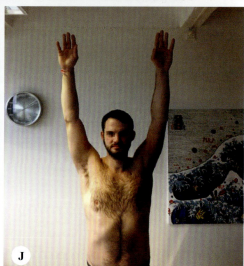

▲ 图 13-9（续）　镜下 Latarjet 手术损伤动脉

G. 血管支架扩张；H. 血肿扩散；I 和 J. 功能良好

参考文献

[1] McFarland EG, O'Neill OR, Hsu CY. Complications of shoulder arthroscopy. J South Orthop Assoc. 1997;6(3):190–6.

[2] Weber SC, Abrams JS, Nottage WM. Complications associated with arthroscopic shoulder surgery. Arthroscopy. 2002;18(2 Suppl 1):88–95.

[3] Polzhofer GK, Petersen W, Hassenpflug J. Thromboembolic complication after arthroscopic shoulder surgery. Arthroscopy. 2003;19(9):E129–32.

[4] Kommareddy A, Zaroukian MH, Hassouna HI. Upper extremity deep venous thrombosis. Semin Thromb Hemost.
2002;28(1):89–99.

[5] Creighton RA, Cole BJ. Upper extremity deep venous thrombosis after shoulder arthroscopy: a case report. J Shoulder Elbow Surg. 2007;16(1):e20–2.

[6] Burkhart SS. Deep venous thrombosis after shoulder arthroscopy. Arthroscopy. 1990;6(1):61–3.

[7] Kuremsky MA, Cain EL, Fleischli JE. Thromboembolic phenomena after arthroscopic shoulder surgery. Arthroscopy. 2011;27(12):1614–9.

[8] Dattani R, Smith CD, Patel VR. The venous thromboembolic

complications of shoulder and elbow surgery: a systematic review. Bone Joint J. 2013;95-B(1):70–4.

[9] Hariri A, Nourissat G, Dumontier C, Doursounian L. Pulmonary embolism following thrombosis of the brachial vein after shoulder arthroscopy. A case report. Orthop Traumatol Surg Res. 2009;95(5):377–9.

[10] Cortés ZE, Hammerman SM, Gartsman GM. Pulmonary embolism after shoulder arthroscopy: could patient positioning and traction make a difference? J Shoulder Elbow Surg. 2007;16(2):e16–7.

[11] Kim SJ, Yoo KY, Lee H-G, Kim W-M, Jeong CW, Lee H-J. Fatal pulmonary embolism caused by thrombosis of contralateral axillary vein after arthroscopic right rotator cuff repair: a case report. Korean J Anesthesiol. 2010;59(Suppl):S172–5.

[12] Habegger R, Siebenmann R, Kieser C. Lethal air embolism during arthroscopy. A case report. J Bone Joint Surg Br. 1989;71(2):314–6.

[13] Faure EA, Cook RI, Miles D. Air embolism during anesthesia for shoulder arthroscopy. Anesthesiology. 1998;89(3):805–6.

[14] Hegde RT, Avatgere RN. Air embolism during anaesthesia for shoulder arthroscopy. Br J Anaesth. 2000;85(6):926–7.

[15] Zmistowski B, Austin L, Ciccotti M, Ricchetti E, Williams G. Fatal venous air embolism during shoulder arthroscopy: a case report. J Bone Joint Surg Am. 2010;92(11):2125–7.

[16] Cameron SE. Venous pseudoaneurysm as a complication of shoulder arthroscopy. J Shoulder Elbow Surg. 1996;5(5):404–6.

[17] Ishida Y, Chosa E, Taniguchi N. Pseudoaneurysm as a complication of shoulder arthroscopy. Knee Surg Sports Traumatol Arthrosc. 2015;23(5):1549–51.

[18] Choo H-J, Kim J-H, Kim D-G. Arterial pseudoaneurysm at the arthroscopic portal site as a complication after arthroscopic rotator cuff surgery: a case report. J Shoulder Elbow Surg. 2013;22(12):e15–9.

[19] Meyer M, Graveleau N, Hardy P, Landreau P. Anatomic risks of shoulder arthroscopy portals: anatomic cadaveric study of 12 portals. Arthroscopy. 2007;23(5):529–36.

第 14 章　肩关节镜手术神经相关并发症
Neurological Complications in Shoulder Arthroscopy

Thibault Lafosse　Laurent Lafosse　著

肩关节镜被大多数上肢外科医生广泛应用，已经成为从肩袖修复到不稳定等诸多不同手术的金标准。大多数治疗肩关节创伤后或退行性疾病的手术都可以在关节镜下进行。许多急性创伤病例同样可以用关节镜处理，尤其是关节盂或肱骨结节骨折。关节镜检查在许多方面是简易可操作的，可以被认为是内镜检查。

随着关节外手术范围的扩大，操作空间越来越靠近臂丛神经及其所有分支。因此，神经系统并发症时有发生。手术操作邻近神经，因此外科医生在游离过程中易造成神经损伤。此外，患者体位摆放及内植入物也同样会导致神经损伤。

据报道，神经系统并发症的范围广泛，大多数并发症可以通过仔细游离肩部周围神经或患者摆放体位时的细致保护来避免。然而，有些情况仍然是出乎意料的，患者和外科医生在术前都应该知晓并引起重视。我们将在本章中介绍这些并发症及其处理方法。因为围绕这些问题发表一篇科学的文章并不是解释问题的正确方法，所以我们采用描述常见模式和病例报告的模式来介绍肩关节镜手术相关的神经并发症。

这一章的主旨和目标是帮助外科医生在遇到这些问题时找到答案。在遇到神经系统并发症时，我们不仅要知晓到底是什么导致了并发症的发生，更重要的是要指导如何处理潜在的神经损伤。

一、肩关节解剖

为了更好地了解肩关节周围的神经，我们可以将其在肩关节镜下分为三个部分（图 14-1）。

肩关节前间室、肩关节下间室和肩关节后上间室。

这些间室中均有一定数量的神经，当在此间室操作时，这些神经应该被预先考虑到并寻找（探查）。

• 前方间室包括臂丛的束和远端分支（肌皮神经、正中神经、尺神经、桡神经）。

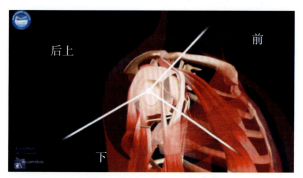

▲ 图 14-1　将肩关节镜下解剖分为前、下、后上三个部分

• 后上方间室将肩胛上神经和（上中、下）干重组。

• 下方间室包括腋神经和桡神经至肱三头肌长头的分支。

二、并发症类型

（一）常见和少见的并发症（预期与较少预期的并发症）

一旦手术范围超出肩关节，就有损伤神经的风险。这一原则被广泛接受，大多数外科医生更愿意在关节内操作，以防止神经系统并发症。

然而，在单纯关节镜下手术中仍有可能损伤神经，尤其是腋神经和 SSN（肩胛上神经）。

腋神经损伤的风险主要与腋神经接近下方关节囊有关。

在 Bankart 手术中，如果抓取过多的关节囊组织，下方缝合线会收得过紧，则有可能切割腋神经并造成损伤。

在 SLAP 损伤修复过程中，锚钉放置过高穿过喙突可能会损伤 SSN。

因此，即使在手术过程中周围神经保护得很好，也一定要牢记解剖结构并小心操作。

（二）非手术并发症

患者的体位摆放可能是周围神经并发症的一个重要原因。

文献描述了一个容易被忽视的点，就是体位摆放后周围神经支配区域的麻痹，尤其是下肢和尺神经受压点的麻痹。

然而，我们还面临一个严重的并发症，即沙滩椅位时造成的颈部脑神经压迫。

在患者头上用稳定带固定的沙滩椅位中，第Ⅸ对、第Ⅹ对和第Ⅻ对脑神经被压迫和麻痹，患者醒来时出现钳夹样麻痹，并伴有发音困难和吞咽困难。

这些症状一般在 2 个月内可自愈。

在这种情况下，首先要明确的紧急情况是有无基底动脉主干脑卒中。因此，应紧急进行 MRI 血管造影检查。

为了排除周围神经肿瘤所致的呼吸困难，应尽快进行颈椎 MRI 检查。

临床辅助检查正常时，脑神经损伤则需根据临床情况诊断且由耳鼻喉科医生确认。这很可能是在沙滩椅位进行手术时，由于头部固定而压迫了颈部脑神经。

然而，这些症状也可能是由于麻醉团队错误的插管和气道管理，也被描述为 Tapia 综合征[1, 2]。

这种罕见的并发症不仅提醒我们在麻醉和手术中体位摆放的重要性，而且也提醒我们需要小心和准确地进行气道管理。小心地插入适当尺寸的喉罩管（LMA）和使用较低的腔内压力和（或）体积，可能有助于预防 Tapia 综合征的发生。

局部麻醉的相关麻醉并发症也有报道。

神经内注射造成该区域神经阻滞严重损害的案例已有报道。

典型表现是 SSN 区域内的神经性疼痛和力弱，在行肌间沟阻滞后可以延伸到臂丛上干区域。

患者忍受了数月的疼痛，并且这种疼痛会导致永久性力弱和萎缩。肌电图检查无明显特异性，但可显示没有完全的神经阻滞，只有潜伏期增加。

几个月后行 MRI 检查，显示神经内有瘢痕影像。

最好的解决办法是让神经损伤自然愈合，还是进行神经内松解术以去除瘢痕组织以促使更好更快的愈合，目前还没有完全确定。

这种情况也见于腋神经阻滞，表现为正中神经和尺神经的相关症状。

（三）体位并发症

患者体位可能会导致几种神经并发症。主要是由体位牵引或挤压造成的损伤。

当与简单的牵引或手臂固定器联合使用时，沙滩椅位或侧卧位均可能导致神经损伤。

牵引方向主要朝向下方，对臂丛神经上干和肌皮神经上产生牵拉[3]。尽管牵引多数为暂时性的，但牵引力量过大或手术的某些特定步骤都会造成神经系统并发症[4]。

颈臂丛神经牵引伤也有报道，如 C_5 耳支的永久性损伤。

（四）手术并发症

在许多肩关节外科医生的临床实践中，于肩关节前方间室的关节外操作更为常见。关节松解术、巨大肩胛下肌肌腱撕裂、Latarjet 手术和翻修手术等，导致手术操作靠近臂丛及其分支。

因此，在某些手术步骤中如果不知道神经的准确位置，就会使神经处于危险之中。

腋神经和肌皮神经麻痹的病例，甚至会发生在经验丰富的外科医生手中。

在肩关节后上方区域操作，由于缺乏关节的限制（如肩袖松解）可能导致 SSN 损伤，特别是在冈盂切迹处。

如前所述，肩关节下方是除了类似（肩关节不稳）稳定手术外很少进行操作的区域，例如 Bankart 损伤需要将非常靠下的盂唇重新复位。此时，腋神经又有损伤风险。

损伤机制经常是在清理肩关节时出现的手术失误，也可能是使用射频时对周围神经造成的热水灼伤。在关节镜手术中，由于放置牵开器而导致的压迫性损伤较少发生。

三、临床辅助检查

我们现在倾向于用一种特定神经定位程序来进行臂丛神经的 MRI 成像，以便损伤平面可视化。

MRI 神经成像可以定位神经损伤的区域，我们可以确定神经是否仍然连续，或者是否有断裂或新切口。

MRI 的意义还在于显示肌肉失神经的迹象，从而间接识别神经损伤（图 14-2）。

在 3 周内进行肌电图检查没有任何真正的意义。外科医生必须明确要求对每一条疑似麻痹的神经进行研究，同时还要询问神经科医生损伤是近端还是远端。从功能上或解剖上来说，可以确定神经是否仍然是连续的，因此可以精确地预测神经损伤恢复的预后。

肌电图研究的意义也是帮助跟踪恢复情况，当神经损伤恢复缓慢或不完全时，协助决定是否进行手术干预。

四、治疗

（一）神经损伤和治疗

在这一章中，我们描述了最常见的神经损

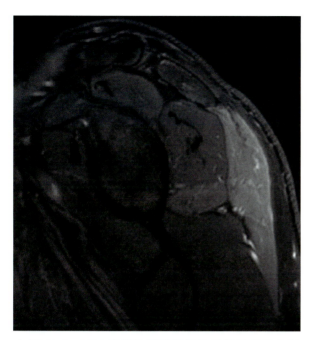

▲ 图 14-2　**MRI 表现为腋神经损伤后的三角肌失神经水肿**

矢状位重建也显示小圆肌失神经水肿，表明腋神经分为前、后两支，分别支配三角肌和小圆肌，两者的近端神经损伤

伤及其临床后果、有可能造成这种创伤的手术假设及这种情况的预期处理。

（二）肩关节镜手术中神经损伤的常规处理

肩关节镜检查中避免神经损伤的最佳方法是在没有神经损伤风险的空间进行操作（即盂肱关节靠近肩胛盂、肩关节前方、联合腱外侧、肩胛下肌肌腱下缘上方）。在其他任何情况下，我们建议尽量解剖周围神经并确定神经位置，以便神经可视化并进行保护。

最近报道的高级关节镜下手术（如关节镜下 Latarjet）可能会对臂丛神经和腋神经造成伤害。只有当神经可见时，才可以得到保护，如果外科医生担心识别不出它，则不应该进行手术。出于同样的原因，关节镜下通过三角肌和后方肩袖之间的间隙进行背阔肌肌腱转位时可

能会损伤腋神经。因此，在转位肌腱通过前必须严格解剖和识别肱三头肌的长头和腋神经的后半部分。

神经麻痹的处理最初均是保守治疗，并追踪随访其恢复的可能性。麻痹的模式可以确定最常见的损伤平面。伴发性麻痹提示为分支或干的损伤，孤立性肌肉麻痹将定位于远端分支损伤。

感觉和运动缺陷的关联有利于判定严重损伤和无法恢复的潜在风险。另外，当仅仅为运动缺失而没有任何感觉缺失时，恢复的可能性更大。

在随访期间，应在 3～6 周进行肌电图检查。肌电图可以证实神经是否存在完全性瞬时损伤。然而，肌电图的检查报告不能单独作为治疗决定的依据。

我们建议，术后 3 周如有疑虑，应行手术探查。最合适的处理是联系周围神经专科医生，如果对神经探查没有信心，则应将患者转诊。

（三）保守治疗

在大多数情况下，实现完全恢复，而且也比较快。通常的处理意见是等待 6 个月，直到神经麻痹恢复，如果 6 个月没有恢复，即行手术。我们认为，等待和"观望"的时间应该缩短，因为尽早进行神经探查可以确认有无神经损伤，并且在可能的情况下直接缝合神经。

（四）肩胛上神经

任何在喙突和冈盂切迹区域进行的手术都会使 SSN 处于危险之中。

很少有外科医生在喙突切迹周围进行操作，除了需要进行 SSN 松解手术。在 SSN 松解过

痹，手仍然瘫痪时，治疗策略必须结合神经和肌腱转位。

利用桡神经的分支到骨间前神经可以进行远端神经转位[21-23]（图 14-7）。

近端神经转位可在肱管水平将桡神经或正中神经转位至尺神经。在正中神经完整的情况下，远端神经转位可从骨间前神经转位至尺神经的运动支上（图 14-8）。

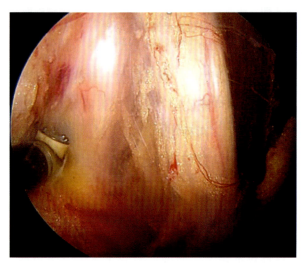

▲ 图 14-6　关节镜下显示后束分为腋神经和桡神经，从肩胛下肌（左）和联合腱（右）前方的喙突后入路显露

合并正中神经和尺神经麻痹很难处理，在进行神经转位时，必须注意避免牺牲肌腱转位所需的肌肉功能[24]。

结论

肩关节镜检查的神经并发症是常见的。其后果可能很严重。预防它们的最好方法是对解剖结构烂熟于心。

肩部周围的神经解剖已被详细描述，在不冒任何风险的情况下，在下一步的手术之前，需要（有时是必需的）对神经进行显露、游离和保护。

即使采取了预防此类并发症的措施，并发症也可能出现。识别损伤并迅速处理病情很重要，无论是自己还是通过将患者转诊给周围神经外科医生。

在神经周围并发症中，首先消除中枢神经损伤仍然是至关重要的。

我们必须记住，神经受累的时间越长，就越难完全恢复。神经系统并发症一经发现，就应立即进行处理。因为及时并采用适当的技术进行处理，其恢复的可能性很高。

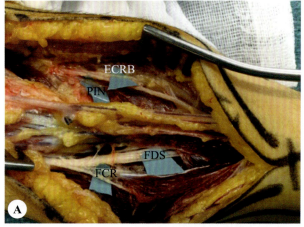
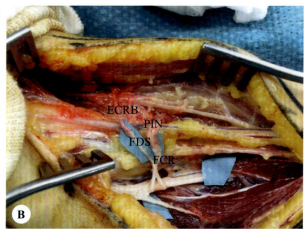

▲ 图 14-7　A. 在桡神经损伤进行正中神经转位至桡神经之前时，前臂的桡神经和正中神经远端分支的解剖；B. 指浅屈肌（FDS）和桡侧腕屈肌（FCR）、桡侧腕短伸肌（ECRB）和骨间后（PIN）神经的分支

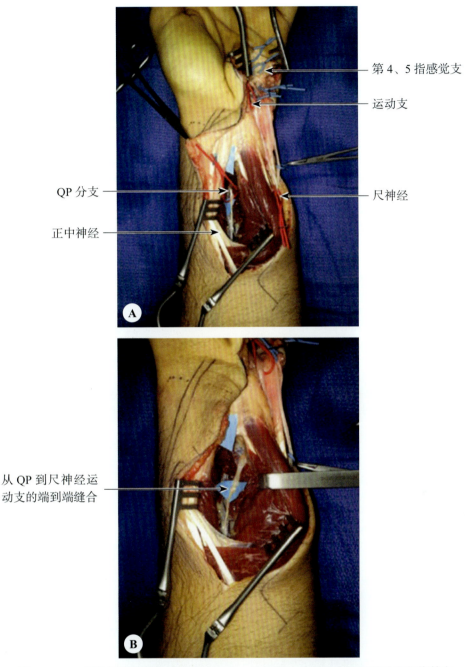

第 4、5 指感觉支

运动支

QP 分支

尺神经

正中神经

从 QP 到尺神经运
动支的端到端缝合

▲ 图 14-8 **A.** 尺神经近端损伤病例术中所见，神经移位前显露尺神经运动支和旋前方肌（**QP**）分支；**B.** 术中所见为旋前方肌支的分支转位至尺神经运动支

参考文献

[1] Hung N-K, Lee C-H, Chan S-M, Yeh C-C, Cherng C-H, Wong C-S, Wu C-T. Transient unilateral hypoglossal nerve palsy after orotracheal intubation for general anesthesia. Acta Anaesthesiol Taiwan. 2009;47:48–50. https://doi.org/10.1016/S1875-4597(09)60022-9.

[2] Wadełek J, Kolbusz J, Orlicz P, Staniaszek A. Tapia's syndrome after arthroscopic shoulder stabilisation under general anaesthesia and LMA. Anaesthesiol Intensive Ther. 2012;44:31–4.

[3] Park T-S, Kim Y-S. Neuropraxia of the cutaneous

nerve of the cervical plexus after shoulder arthroscopy. Arthroscopy. 2005;21:631.e1–3. https://doi. org/10.1016/j.arthro.2005.02.003.

[4] Pitman MI, Nainzadeh N, Ergas E, Springer S. The use of somatosensory evoked potentials for detection of neuropraxia during shoulder arthroscopy. Arthroscopy. 1988;4:250–5.

[5] Kim S-H, Koh Y-G, Sung C-H, Moon H-K, Park Y-S. Iatrogenic suprascapular nerve injury after repair of type II SLAP lesion. Arthroscopy. 2010;26:1005–8. https://doi. org/10.1016/j.arthro.2010.01.005.

[6] Urgüden M, Ozdemir H, Dönmez B, Bilbaşar H, Oğuz N. Is there any effect of suprascapular notch type in iatrogenic suprascapular nerve lesions? An anatomical study. Knee Surg Sports Traumatol Arthrosc. 2004;12:241–5. https://doi. org/10.1007/ s00167-003-0442-z.

[7] Bhandari PS, Deb P. Posterior approach for both spinal accessory nerve to suprascapular nerve and triceps branch to axillary nerve for upper plexus injuries. J Hand Surg Am. 2013;38:168–72. https://doi. org/10.1016/j.jhsa.2012.10.024.

[8] Goubier J-N, Teboul F. Rhomboid nerve transfer to the suprascapular nerve for shoulder reanimation in brachial plexus palsy: a clinical report. Hand Surg Rehabil. 2016;35:363–6. https://doi.org/10.1016/j. hansur.2016.07.002.

[9] Goubier J-N, Teboul F. Transfer of the rhomboid nerve to the suprascapular nerve: an anatomical feasibility study. Chir Main. 2015;34:182–5. https://doi. org/10.1016/j.main.2015.05.003.

[10] Souza FHM, Bernardino SN, Filho HCA, Gobbato PL, Martins RS, Martins H a L, Silva-Néto RP. Comparison between the anterior and posterior approach for transfer of the spinal accessory nerve to the suprascapular nerve in late traumatic brachial plexus injuries. Acta Neurochir. 2014;156:2345–9. https://doi.org/10.1007/s00701-014-2222-6.

[11] Elhassan B. Lower trapezius transfer for shoulder external rotation in patients with paralytic shoulder. J Hand Surg Am. 2014;39:556–62. https://doi.org/10.1016/j.jhsa.2013.12.016.

[12] Oberlin C, Béal D, Leechavengvongs S, Salon A, Dauge MC, Sarcy JJ. Nerve transfer to biceps muscle using a part of ulnar nerve for C5-C6 avulsion of the brachial plexus: anatomical study and report of four cases. J Hand Surg Am. 1994;19:232–7. https://doi. org/10.1016/0363-5023(94)90011-6.

[13] Cambon-Binder A, Belkheyar Z, Durand S, Rantissi M, Oberlin C. Elbow flexion restoration using pedicled latissimus dorsi transfer in seven cases. Chir Main. 2012;31:324–30.

https://doi.org/10.1016/j. main.2012.10.169.

[14] Cambon-Binder A, Walch A, Marcheix P-S, Belkheyar Z. Bipolar transfer of the pectoralis major muscle for restoration of elbow flexion in 29 cases. J Shoulder Elbow Surg. 2018;27:e330–6. https://doi. org/10.1016/j.jse.2018.06.027.

[15] Narakas AO. Muscle transpositions in the shoulder and upper arm for sequelae of brachial plexus palsy. Clin Neurol Neurosurg. 1993;95(Suppl):S89–91.

[16] Bertelli JA, Kechele PR, Santos MA, Duarte H, Ghizoni MF. Axillary nerve repair by triceps motor branch transfer through an axillary access: anatomical basis and clinical results. J Neurosurg. 2007;107:370–7. https://doi.org/10.3171/JNS-07/08/0370.

[17] Leechavengvongs S, Witoonchart K, Uerpairojkit C, Thuvasethakul P. Nerve transfer to deltoid muscle using the nerve to the long head of the triceps, part II: a report of 7 cases 1. J Hand Surg Am. 2003;28:633–8. https://doi.org/10.1016/ S0363-5023(03)00199-0.

[18] Atlan F, Durand S, Fox M, Levy P, Belkheyar Z, Oberlin C. Functional outcome of glenohumeral fusion in brachial plexus palsy: a report of 54 cases. J Hand Surg Am. 2012;37:683–8. https://doi.org/10.1016/j.jhsa.2012.01.012.

[19] Le Hanneur M, Lee J, Wagner ER, Elhassan BT. Options of bipolar muscle transfers to restore deltoid function: an anatomical study. Surg Radiol Anat. 2018;41:911–9. https:// doi.org/10.1007/ s00276-018-2159-1.

[20] Lo IKY, Burkhart SS, Parten PM. Surgery about the coracoid: neurovascular structures at risk. Arthroscopy. 2004;20:591–5. https://doi.org/10.1016/j.arthro.2004.04.060.

[21] Gao K-M, Hu J-J, Lao J, Zhao X. Evaluation of nerve transfer options for treating total brachial plexus avulsion injury: a retrospective study of 73 participants. Neural Regen Res. 2018;13:470–6. https://doi. org/10.4103/1673-5374.228730.

[22] Humphreys DB, Mackinnon SE. Nerve transfers. Operat Tech Plast Reconstr Surg. 2002;9:89–99. https://doi.org/10.1053/ otpr.2003. S1071-0949(03)00057-X.

[23] Ukrit A, Leechavengvongs S, Malungpaishrope K, Uerpairojkit C, Chongthammakun S, Witoonchart K. Nerve transfer for wrist extension using nerve to flexor digitorum superficialis in cervical 5, 6, and 7 root avulsions: anatomic study and report of two cases. J Hand Surg Am. 2009;34:1659–66. https:// doi. org/10.1016/j.jhsa.2009.07.004.

[24] Loewenstein SN, Adkinson JM. Tendon transfers for peripheral nerve palsies. Clin Plast Surg. 2019;46:307–15. https://doi.org/10.1016/j. cps.2019.02.004.

相 关 图 书 推 荐

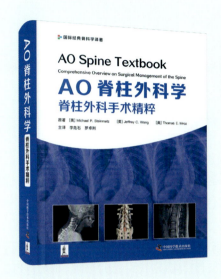

原著 [美] Michael P. Steinmetz 等
主译 李危石 罗卓荆
定价 498.00 元

本书引进自 JAYPEE 出版社，是一部全面系统、提纲挈领和深入浅出的脊柱外科经典著作，由来自各大国际机构的神经外科及骨科专家共同编写。书中内容涵盖脊柱退变、畸形、感染、肿瘤等多种疾病，从发病机制、诊断、治疗等多个角度进行了详细的阐述，同时配有大量影像照片和手绘插图，还论述了解剖学基础、生物力学及未来发展方向等临床医师重点关注的问题。本书内容系统，阐述简洁，图表丰富，贴近临床，可供所有脊柱外科医生及相关从业者阅读参考，亦可作为骨科医师、康复理疗师及医学生的实用案头工具书。

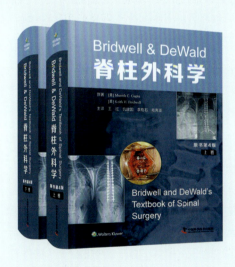

原著 [美] Munish C. Gupta 等
主译 王 征 仉建国 李危石 毛克亚
定价 1198.00 元

本书引进自世界知名的 Wolters Kluwer 出版社，由国际著名骨外科专家 Munish C. Gupta 教授和 Keith H. Bridwell 教授倾力打造，由国内脊柱外科领域众多知名专家教授共同翻译。本书自初版以来，不断更新再版，目前已更新至全新第 4 版，是一部历经了 30 余年学术辉煌的国际脊柱外科专著。

全书共十四篇 157 章，内容极为丰富，涵盖了脊柱外科总论、脊柱退行性疾病（颈椎、胸椎和腰椎）、脊柱创伤、脊柱畸形、脊柱肿瘤及脊柱疾病相关并发症等内容，同时结合最新研究进展，探讨了每一种技术目前存在的问题及局限性。全新版本的著者团队新加入了一批在国际领域上非常活跃的脊柱外科专家，他们对许多章节的内容进行了修订和调整，补充了目前脊柱外科领域的国际最新诊疗规范和新技术，尤其在脊柱微创与脊柱畸形方面，充分体现了脊柱外科领域近年来的理念更新及新材料、新技术与新器械的发展。

本书内容系统，深入浅出，图表明晰，脊柱外科相关疾病的介绍详细全面，可为脊柱外科及相关专业临床医生和研究者了解本领域最新发展、解决疑难临床问题提供参考。

相 关 图 书 推 荐

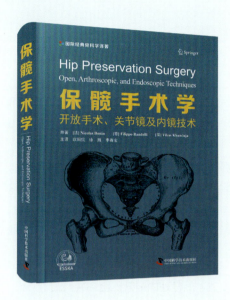

原著　[法] Nicolas Bonin 等

主译　欧阳侃　徐　雁　李春宝

定价　198.00 元

本书引进自 Springer 出版社，是一部全面介绍保髋手术的经典著作。全书共六篇，从不同解剖部位入手，系统描述了开放手术、关节镜手术和内镜手术的各项保髋操作，阐明了众多重要概念和技巧。书中所述内容均基于真实病例及术者经验，同时配有多张手术前后高清照片，使得手术步骤阐释简明易懂。本书以先进的现代技术和健全的临床研究为基础，为临床医生提供了丰富的资源，每章章末均附有"要点与技巧"，这是著者在大量实践和创新基础上的理论总结，对国内从事骨科临床工作的医生大有裨益。本书内容实用、阐释简明、图片丰富，既可作为住院医生和入门骨科医生的指导书，又可作为中、高级别骨科医生了解新技术的参考书。

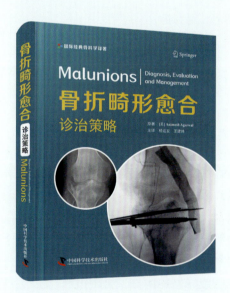

原著　[美] Animesh Agarwal 等

主译　杨运发　王建炜

定价　298.00 元

本书引进自 Springer 出版社，由骨折畸形愈合诊治经验丰富的专家领衔编写，是一部有关骨折畸形愈合方面的经典著作。本书全面介绍了畸形愈合的诊断、评估和管理；详细介绍了当前的治疗原则、手术技术和应对具有挑战性临床情况的方法；针对不同骨折畸形愈合给出了不同的治疗方案，为有效解决此类问题提供了参考。本书的特色在于先概述了畸形愈合的原理，然后按解剖区域划分，提供了基于证据的建议、病例及首选治疗方法，其中包括锁骨、近端和肱骨远端、手和腕部、股骨近端和远端、胫骨和脚踝、骨盆和髋臼，还讨论了假体周围和关节置换等特殊情况。本书配图丰富，阐释简洁，专业性强，有助于国内相关专业医师开阔视野、拓展思路，全面掌握骨折畸形愈合的诊治理念和关键技术，适合创伤骨科、矫形外科各级医师阅读参考。

相 关 图 书 推 荐

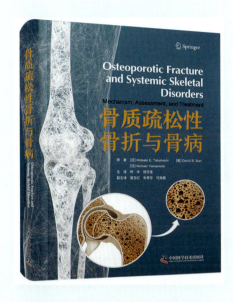

原著 （日）高桥荣明等
主译 林 华 徐又佳
定价 358.00 元

本书引进自 Springer 出版社，由国际骨科专家 Hideaki E. Takahashi、David B. Burr、Noriaki Yamamoto 联袂编写。著者针对骨质疏松、骨质疏松性骨折及全身骨骼疾病，从骨骼生长发育和病变修复的基本机制、基本理论开始，展示了不同情况下骨骼及其代谢的组织形态学测量、影像学评估、生化检测和临床评价等多种方法的选择和应用，详细分析了骨骼微损伤和骨折的发生原因及发展过程，强调在骨折治疗时，一定要注重骨质疏松症的治疗，同时不能忽略对跌倒的干预，尤其是针对肌少症的治疗。此外，书中还介绍了骨质疏松性髋部骨折和骨质疏松性椎体骨折的围术期干预、手术治疗及其术后管理的内容。全书共八篇 38 章，内容全面、系统，可供骨质疏松相关性骨病的临床医生及研究人员阅读参考。

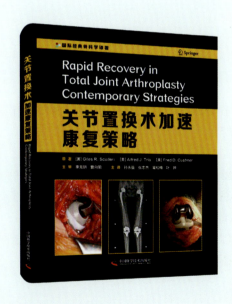

原著 [美] Giles R. Scuderi 等
主译 孙永强 张志杰 吴松梅 叶 晔
定价 228.00 元

本书引进自世界知名的 Springer 出版社，由美国 Giles R. Scuderi 博士等知名专家联合编写，由国内关节置换领域的知名专家孙永强团队联袂翻译而成，是一部有关关节置换加速康复的经典学术著作。全书共 22 章，全方位介绍了关节置换术加速康复现况、费用支付模式、策略及进展，医院对关节置换加速康复的支持及流程优化，关节置换患者加速康复领域的质量管控及改进措施等方面的内容；详细论述了加速康复背景下患者的风险评估及筛选、关节置换术加速康复临床路径及提高效率的有效措施、患者术后康复措施及效果提升等内容；涵盖了该领域临床研究的最新进展，同时解答了医师及患者关注较多的问题，如现阶段医院如何为加速康复背景下的关节置换手术提供应有的流程、后勤支持，医护人员应如何提升自己对加速康复患者的照护能力，哪类关节置换患者适合加速康复，如何确保康复背景下关节置换患者的安全，如何持续开展关节置换患者加速康复领域的质量改进，如何在加速康复背景下将关节置换与医疗保险有机结合等。本书编写思路清晰、图文并茂、内容丰富、实用性强，非常适合骨科医生、护士、医院管理者阅读参考，是一部不可多得的骨科必备工具书。

相 关 图 书 推 荐

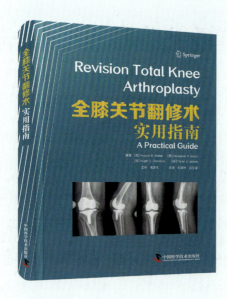

原著 [英] Hosam E. Matar 等

主译 左建林 吕佳音

定价 248.00 元

本书引进自 Springer 出版社，拥有十分完整、清晰的翻修理论和实践体系。全书共 20 章，从初次 TKA 的核心理念入手，系统介绍了复杂初次全膝关节置换术及疼痛评估、全膝关节翻修术的适应证、手术显露及如何去除固定良好的假体，重点阐述了外科重建的原则，对固定技术、限制性髁翻修假体的运动学实用观点、旋转铰链假体、挽救性全膝关节翻修系统、感染管理、整形手术、膝关节翻修术中陈旧性髌骨脱位的处理策略、伸膝装置障碍与同种异体移植重建、关节置换角度看膝关节假体周围骨折、膝关节翻修术的死亡率、如何开始膝关节翻修术等问题进行了补充说明，并分享了个人在膝关节翻修手术方面的宝贵经验。本书重点突出、层次分明、阐释简洁，是翻修理论、技术和操作的集大成者，对于中、高级骨科医生来说是一部真正的实用指南。

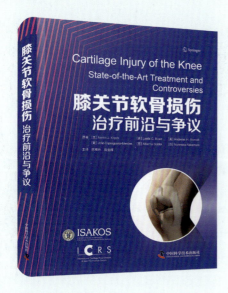

原著 [美] Aaron J. Krych 等

主译 陈疾忤 庞金辉

定价 198.00 元

本书引进自 Springer 出版社，由全球软骨损伤领域内专家共同编写，是一部全面介绍膝关节软骨损伤领域前沿知识的专业著作。全书共 28 章，从基础知识、影像学、诊断、治疗及康复等方面全方位阐述膝关节软骨损伤，涉及了许多常见的相关损伤，如半月板损伤和膝关节不稳等，涵盖了膝关节软骨损伤目前常见的保守治疗和手术处理，并展开了相应的讨论分析。近年来，膝关节软骨损伤领域发展十分迅速，书中向读者介绍了该领域的新进展和前沿治疗手段，旨在为膝关节外科医生提供全面、新鲜的专业知识。

出版社
官方微信二维码